知って防ごう有害紫外線
太陽紫外線と上手につきあうために

東海大学総合科学技術研究所 教授 佐々木政子 著
東京慈恵会医科大学附属第三病院皮膚科 教授 上出良一 著

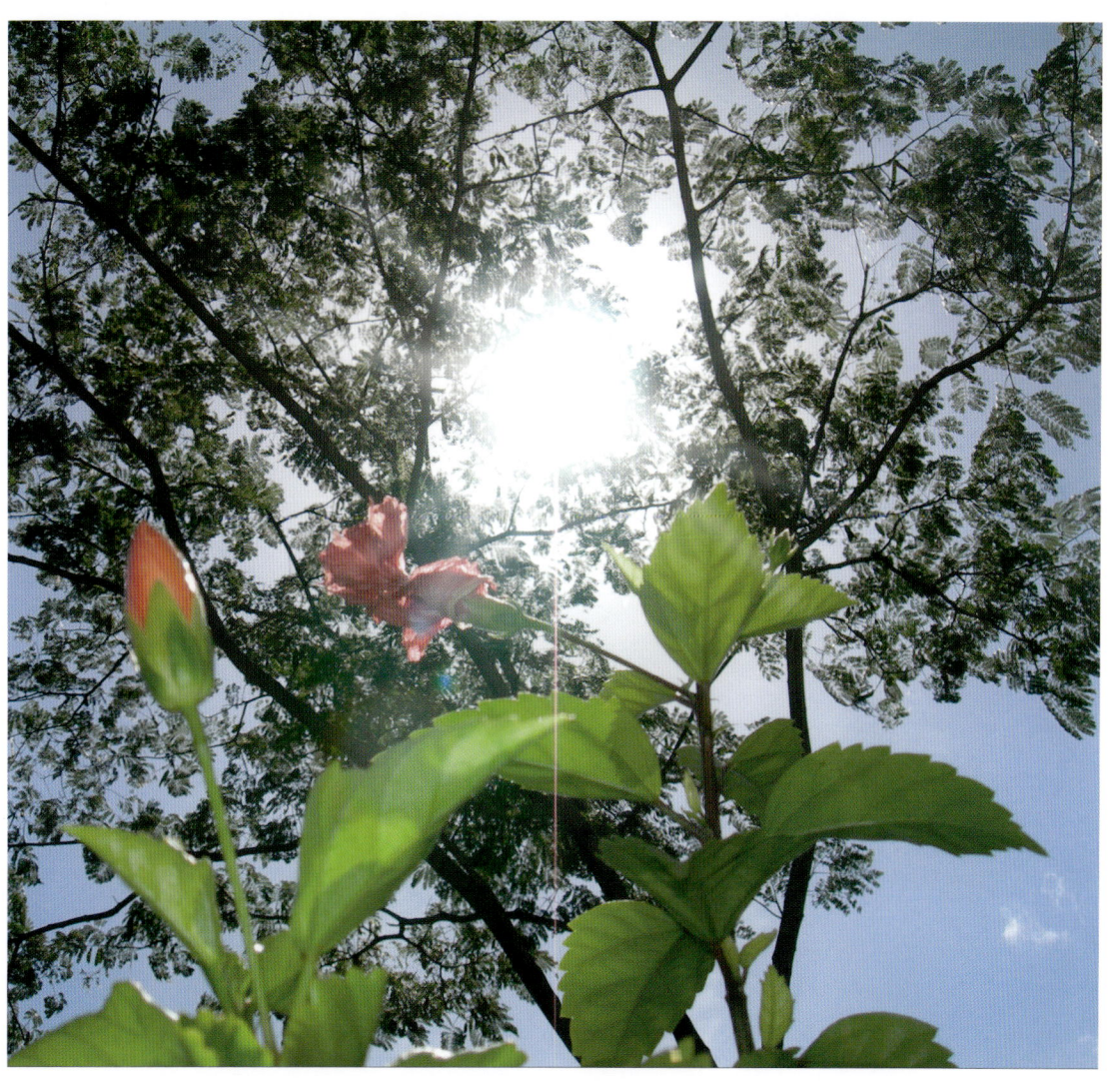

正しい紫外線防御の知識を身につけ明るく楽しい活発な日々を

東海大学総合科学技術研究所
教授　佐々木政子

　真っ青な空に太陽が輝く快晴日には、ほとんどの人は身も心もそう快と感じるでしょう。太陽の光、可視光の明るさと赤外線の暖かさとはだれでも知っている太陽の恵みです。実は、目には見えない紫外線も太陽からの恵みとして生き物に生きる力を与えています。動植物も、人間も地球上に生命をはぐくんでいるものはすべて、太陽光とともに太陽のおかげで生きながらえ、進化し続けてきました。健康な一日も、健康な一生も太陽とともにあるのです。

　私たちの住む地球は、太陽系の惑星の一つで、太陽を中心とした星の家族です。この星の家族は太陽を取り囲んで、太陽の周りを回って時を刻んでいます。太陽に１番近いのが、水星、次が金星、３番目に近い星が私たちの住む水の惑星、地球です。地球は太陽から近過ぎず、遠過ぎずの距離にあるため、気相（大気）・液相（海）・固相（陸地）が共存できる表面温度を維持できるのです。この環境で地球は自転しながら、太陽の周りを巡ります（公転）。この地球の自転と公転が、太陽高度の変化とともに地球に１日24時間と四季（春・夏・秋・冬）を作りだすのです。気候変動や温暖化も含めて、地球上に起こる様ざまな自然のイベントは、良くも、悪くも、太陽活動とともにもたらされるのです。

　この地球の表面を取り巻いているオゾン層は、約30億年という長い長い年月をかけて、地上の生命体を守るベールとして形成されたのです。生物にとって有害な

太陽紫外線はオゾン層によって遮られ、生き物が生活する地球の表面に届くことはありませんでした。ところが20世紀に入り、オゾン層破壊による有害な太陽紫外線の増加が、地球上に住む人間が便利さを追求する過程で起こりました。オゾン層を破壊するクロロフルオロカーボン（通称フロン）は、20世紀の最高傑作の一つといわれた発明品です。無臭、無毒で化学的に安定という性質が、冷媒、発泡剤、洗浄剤、エアロゾル製品などに広く使われ、1960年代から大気中に大量に放出されていきました。地上付近では何も起こらなかったのに、成層圏まで運ばれたところで予期せぬ出来事、オゾン層破壊を引き起こしたのです。1個のクロロフルオロカーボン分子が1万個ものオゾン分子を壊し始めたのです（オゾン層破壊の詳細は9ページで学びます）。最近の数十年間にオゾン層の約10%が破壊されてしまいました。

　このオゾン層破壊が、少量なら地球上の生命体の成長と繁栄に役立ってきた紫外線を異常に増加させることが分かってきました。そこで、科学者たちが有害な紫外線の増加を食い止める対策と取り組みはじめました。クロロフルオロカーボンをこれ以上増加させない取り決め、有害紫外線がどのくらい増加しているかを測定する取り組み、有害紫外線を人びとが浴びないようにする方策などです。その一つが紫外線防御対策を普及させることなのです。現在、オゾン層破壊物質は、モントリオール議定書や京都議定書などの国際的な排出規制の取り決めにより減少傾向です。しかし、クロロフルオロカーボンは一旦成層圏にまで運ばれると、100年近く成層圏に居続けてオゾン層破壊を繰り返します。これから2050年ごろまではオゾン層破壊は継続されますから、紫外線防御対策は私たち人間にとって必要事項なのです。

　有害な紫外線の人体への悪い影響については、第2章で学びます。第3章では、紫外線防御対策や目に見えない紫外線を目で確かめる方法と紫外線は怖いものではなく、日常生活で大活躍している身近なものなのだということを知っていただきます。そのために、いろいろな実験を用意しました。
　この本で、正しい紫外線防御の知識を身につけ、過剰な紫外線を浴びない工夫を日々実行してください。びくびくしながら紫外線と向き合うのではなく、紫外線の特徴をよく知って、適時、正しく対処し、明るく楽しい活発な日々を送ってほしいと思います。

もくじ

第1章 紫外線って何？ ... 5

- 太陽光ってなんだろう ... 6
  - 可視光・赤外光・紫外光 ... 6
  - 太陽光の中の紫外線と紫外線の種類 ... 7
  - [Point]地球をはぐくむ太陽光 ... 8
  - オゾン層の生成と破壊 ... 9
  - [Point]オゾン層の現状 ... 11
- 太陽紫外線ってどんなもの ... 12
  - 太陽紫外線の人体への影響 ... 12
- 太陽紫外線が届く仕組み ... 13
- 紫外線の1日の変化 ... 13
- 曇りや雨の日の紫外線量 ... 14
- 太陽紫外線の季節変化 ... 14
- 太陽紫外線の地域差 ... 15
- 太陽紫外線の散乱性 ... 15
- 自分の周りの紫外線環境をよく知ろう ... 16

第2章 紫外線による健康障害 ... 17

- 紫外線による健康障害 ... 18
  - 人体への健康障害 ... 18
  - 皮膚の構造 ... 18
  - 表皮 ... 19
    - 角化細胞、色素細胞（メラノサイト） ... 19
    - ランゲルハンス細胞 ... 20
  - 真皮 ... 20
  - [Point]紫外線とビタミンD ... 21
- 紫外線を浴び過ぎるとどうなるの〈1〉 ... 22
  - 皮膚への影響　皮膚に到達する紫外線 ... 22
  - 急性的な影響　日焼け（サンバーン） ... 22
- 紫外線によるDNA損傷 ... 24
- 日焼け（サンタン） ... 25
- [Point]免疫能への影響 ... 26
- 光線過敏症 ... 27
- 慢性的な影響　光老化（しみ、しわ、たるみ） ... 29
- 皮膚がん ... 31
- [Point]日焼けサロンの危険性 ... 32
- 紫外線を浴び過ぎるとどうなるの〈2〉 ... 33
  - 眼への影響　眼の構造と働き ... 33
  - 紫外線による眼の急性障害　紫外線角膜炎 ... 33
  - 紫外線による眼の慢性障害　翼状片、白内障 ... 34

第3章 紫外線と上手につきあおう ... 35

- 有害な紫外線を防ぐには ... 36
  - 有害な紫外線は、散乱光の防御が決め手!! ... 36
  - 様々な環境の紫外線量を知ろう ... 36
- スキンフォトタイプって何？ ... 38
  - 知っておこう自分の皮膚タイプ ... 38
  - [Point]紫外線対策に有効な栄養素 ... 39
- 紫外線防御の基本 ... 40
  - 効果のある帽子のつばの長さ ... 40
  - 紫外線防御に有効な布地 ... 41
  - サングラスの利用法 ... 42
  - 日陰の利用法 ... 43
  - 上手な日傘の利用法 ... 44
- 日焼け止めクリームを上手に使う ... 45
- [Point]UVインデックスは日焼け予防の指標 ... 47
- 洗濯用洗剤の蛍光を使ったUVカット実験1 ... 48
- 洗濯用洗剤の蛍光を使ったUVカット実験2 ... 50
- ブラックライトの蛍光実験 ... 51
- [Point]自分の身長で確かめよう、太陽紫外線を防ぐ目安 ... 52
- 登下校、休み時間の紫外線対策 ... 53
- 太陽紫外線との上手なつきあい方 ... 54
- 太陽紫外線についての調べ先一覧表 ... 58
- さくいん ... 59
- 参考文献及び出典・著者 ... 62・63

第 1 章

紫外線（しがいせん）って何？

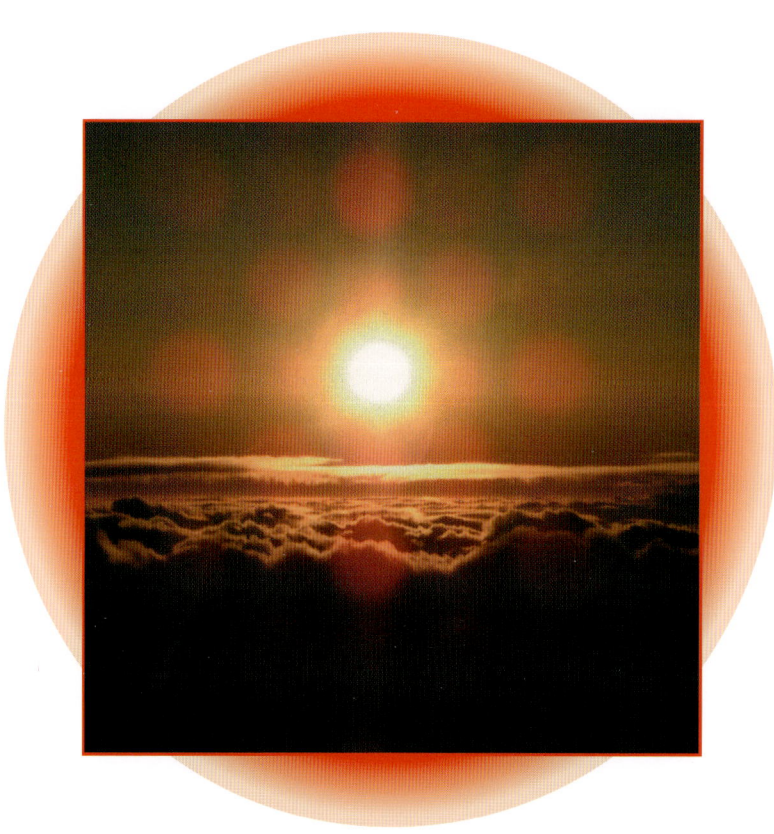

太陽光ってなんだろう

可視光・赤外光・紫外光 （太陽光の中には、目に見える光と目に見えない光がある）

太陽は地球から1億5千万kmも遠く離れたところに存在しています。太陽光は太陽内部の水素の核融合反応で作り出される光エネルギーです。作り出された光エネルギーの22億分の1がわずか8分足らずで地球に届きます。この太陽から地球上に届く光、日射には、可視光（可視光線）と赤外光（赤外線）と紫外光（紫外線）が混ざり合って含まれています。可視光は目に見える光の名称です。

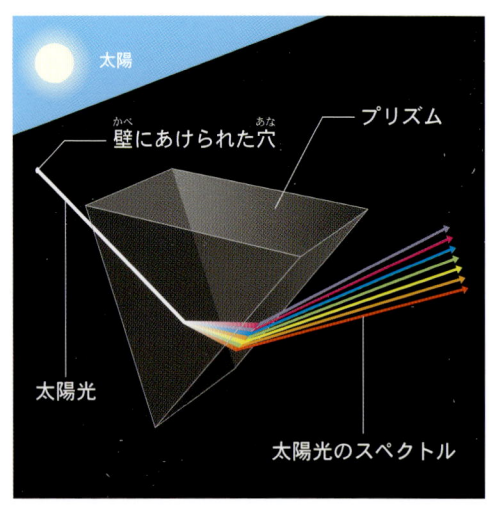

太陽光の中の可視光が発見されたのは、1666年です。アイザック・ニュートン（1642～1727）が無色の太陽光を、プリズムを通して観察すると、赤、橙、黄、緑、青、藍、紫の7色の目に見える色光の帯が現れたのです（上図）。色光の帯はスペクトルと呼ばれます。

日射に含まれる3種類の光、可視光、赤外光、紫外光は、それぞれ作用が違います。可視光は、人間を含む動物に視覚を与え、また、植物の光合成を行っています。

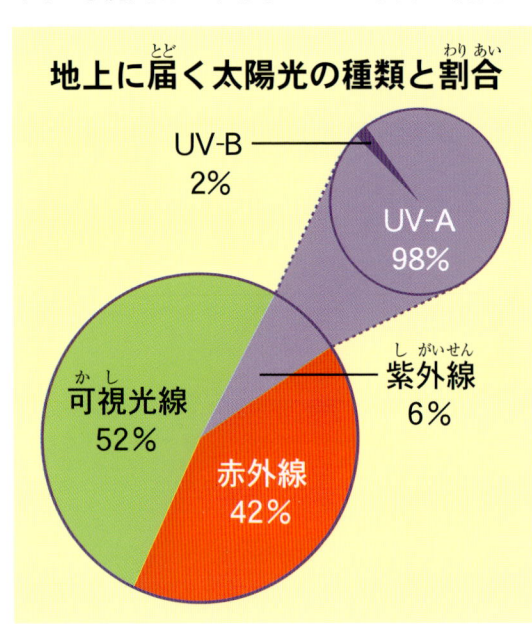

赤外光は私たちの目には見えませんが熱として感じることのできる光です。冬に日向ぼっこで身体が温まるのは赤外光のおかげです。また、夏に熱中症にかかるのは、過剰の赤外光が体温を異常に上昇させるために起こるのです。

紫外光も赤外光と同じように目には見えない光です。最近は、紫外線の有害作用ばかりがニュースになりますが、殺菌作用など地球の生態系の維持に不可欠な作用も持っているのです。

太陽光の中の紫外線と紫外線の種類

　ここで太陽光から地上に届けられている、光を含む様ざまな電磁波の種類と名称を示します。電磁波は波長で分類されます。下図から紫外線は可視光線より波長の短い光であることがはっきり分かるでしょう。紫外線は可視光線の紫の外側にある目に見えない光という意味です。つまり、"紫の外側にある光＝紫外線"、赤の外側にある光は赤外線と呼ばれます。

　紫外線は、さらに紫に近い側から順にUV-A（400〜315nm）、UV-B（315〜280nm）、UV-C（280〜100nm）に分けられます。UV-Aは太陽から直接地球に届いています。太陽が照っていれば必ず存在しています。UV-Bはオゾン層に吸収されるためオゾンの量に影響されます。オゾン層が破壊されると地上に届く量が増加します。太陽から放射されるUV-Cはオゾン層に完全に吸収されるので地上には届いていません。

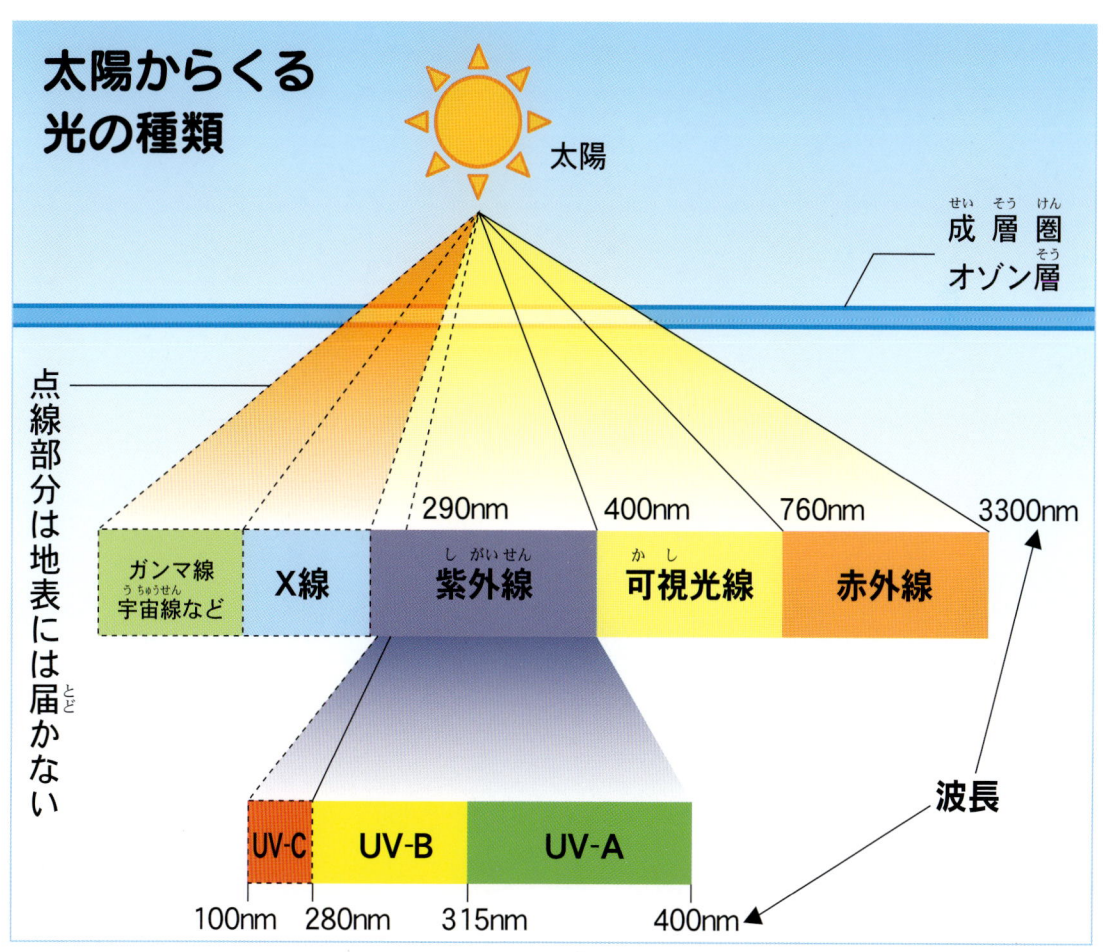

〔1ナノメートル〕：（波長の単位 1nm は 10 億分の 1m）

【Point】地球をはぐくむ太陽光

　太陽光は、生き物が地球上に誕生した時から、その進化と繁栄を助けてきました。太陽光は、空気、水、土とともに、私たち地球上の生き物が生命を保つために必要な自然からの贈り物です。太陽光の恵みは大きく4つに分けられます。

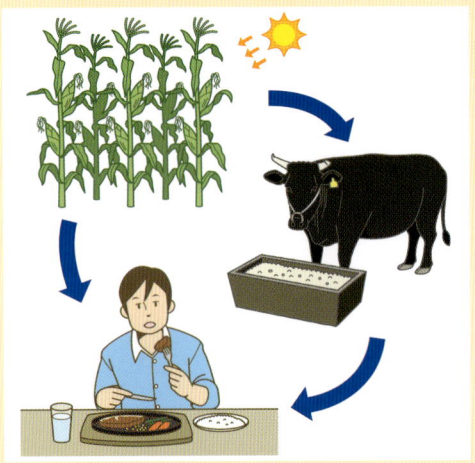

　1つは、太陽光による植物の光合成です。"植物の光合成"は人間だけでなく、地球上のすべての生き物に必要な食物と酸素を作り出し、生命維持と成長を可能にしています。植物の光合成が"食物連鎖"の出発点といわれるのはこのためです。

　2つ目は、ほとんどの生き物に視覚を与えていることです。人間の場合、目から入る光情報が行動の約90％をコントロールしているといわれます。

　3つ目は、朝の太陽光による生体リズム調節です。私たち人間の身体に備わっている体内時計は約25時間が1日になっています。ところが、地球の自転が作り出す1日の時間は約24時間です。私たちの体内時計は、毎朝太陽光を浴びることによって地球の1日、24時間に調節されます。起床時には、明るい朝日を浴びて体内時計を24時間に調整することが大切です。

　最後の4つ目は、太陽光が私たち生き物の体温を維持してくれていることです。以上に説明した、4つの太陽の恵みを私たちは大切にして、さらに有効に活用しながら生活をエンジョイしていきましょう。

　光合成とは：植物の葉の中には葉緑素と水があり、外気から二酸化炭素が補給されます。葉緑素が太陽光を吸収すると"水"と"二酸化炭素"からデンプンやブドウ糖などの炭水化物が合成され、同時に酸素が発生します。植物の葉のこの働きが光合成です。光合成は炭酸同化作用と呼ばれることもあります。

　合成されたデンプンは水に溶けるブドウ糖に変えられ植物の各部に運ばれます。このように、植物は自分の栄養素デンプンを光合成で作り出します。さらに、これらの植物は人間も含めた動物の食糧となります。また、この時発生する酸素を動植物は呼吸して生きているのです。植物の光合成は、まさに地球上の生き物の"生命の素"なのです。

　植物の葉が緑に見える訳：光合成に必要な光は、葉の中にある葉緑素（クロロフィル）という色素に吸収されます。葉緑素は520〜580nm域の光は吸収しません。そのため、この光が反射されて葉は緑色に見えるのです。

オゾン層の生成と破壊 （オゾン層が破壊されるとUV-Bが増加）

　地球の上空には、高度500km付近にまで大気層が広がっています。大気層には地上の光合成で作り出された酸素（O_2）が約21％含まれています。この酸素（O_2）は大気の循環で成層圏の上層にまで届けられます。ここまで運ばれてきた酸素は、太陽から放射される240nmよりも波長の短い紫外線照射を受けて、オゾン（O_3）に変化します。生成されるオゾンの濃度は、成層圏の高度約25km、富士

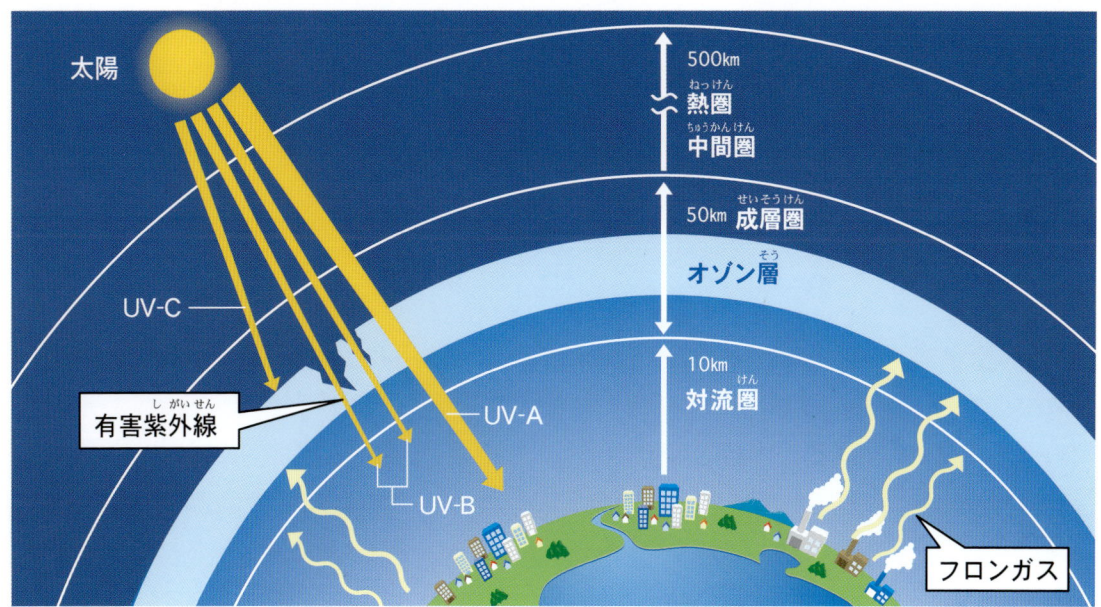

山の約7倍の高さで最大になります。大気層の中に存在するオゾン濃度が高い大気層がオゾン層（上図）と呼ばれます。

　この成層圏の中のオゾン層が太陽から放射されてくるUV-Cを完全に吸収するため、UV-Cは地上には届きません。オゾン層はさらに、UV-Bの一部を吸収します。オゾン層が減少すると地上に届くUV-B量は増加します。オゾン層がUV-Bの地上に届く量をコントロールして、地球の生き物を守っています。

　実は、オゾン分子の紫外線吸収スペクトルは、私たち生き物の遺伝子DNAが、紫外線で傷つくスペクトルとほぼ一致しています。つまりオゾン層が破壊されなければ、生命体の遺伝子DNAに傷をつける紫外線UV-Bは増加しないので、地球上の生き物はこれまで通りに生存できるのです。オゾン層は何十億年もの間、生命体を紫外線UV-Bから守る地球の保護ベールとして働いてきたのです。

　大気中のオゾンを全部地球の表面に集めて、標準状態（0℃、1気圧）に圧縮する

と約3mmの厚さになってしまいます。このオゾン層が、地球の生き物・生態系を守っているのです。

1980年代に入って、オゾン層の破壊が明らかになってきました。フロンは一度大気中に放出されると、化学的に安定なためオゾン層の上にまで運ばれます。ここで、思いもよらぬことが起こりました。フロンは、オゾン層の下には届いていなかった220nmより波長の短い太陽紫外線を浴び、分解されてしまったのです。フロンは分解すると多量の塩素原子を放出します。この塩素原子の触媒作用（ほかの物質を化学反応させる働き）でオゾンが破壊され始めたのです。フロン発明からわずか30年という短い期間に、何十億年もかけて蓄積されてきたオゾン層が、赤道付近を除く両半球の中緯度帯で10年に約5％の割合で減少してしまいました。

日本上空でも気象庁の観測点、札幌、つくば、鹿児島、那覇で、上空オゾンは2000年まで明らかな減少傾向を示していました（右図）。この成層圏オゾンの減少は、UV-Bの増加をもたらします。オゾン層破壊で地上に増加する太陽紫外線は、UV-Bです。UV-Aは、オゾン層破壊が起こっても増加しません。UV-Aはオゾン層破壊とは関係なく、常に太陽光の中に5〜6％程度存在しています。

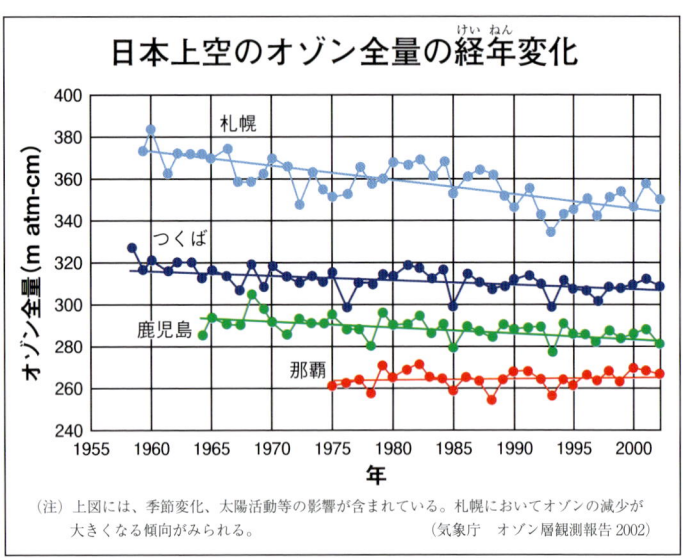

（注）上図には、季節変化、太陽活動等の影響が含まれている。札幌においてオゾンの減少が大きくなる傾向がみられる。
（気象庁　オゾン層観測報告 2002）

今世紀に入り、フロン使用禁止に伴う代替フロンの使用効果などがようやく出始め、フロンによるオゾン層破壊が下火になってきたと言われるようになりました。しかし、フロンは成層圏にまで運ばれると100年以上はそこに滞留します。さらに、フロンの分解で放出されるたった1個の塩素原子が数万個のオゾン分子を連鎖反応で破壊します。フロンは今も成層圏に滞留しています。つまり、これからも、オゾン層破壊は継続するのです。

世界気象機関（WMO）や国連環境計画（UNEP）の2006年に公表された予測では、オゾン層破壊前の状況に回復するのは2040〜2050年ごろとされています。

【Point】オゾン層の現状

人間活動圏の南緯60度〜北緯60度で、1979年から1990年にかけて見られた成層圏オゾンの減少傾向は2000年に入って緩和傾向にあります。オゾン層破壊が止まり、成層圏オゾンが破壊前の状態に回復するのは2040〜2050年ごろで、2100年には、1980年の値より増加すると予測されています。しかし、今現在、オゾン層破壊前の状態に回復したわけではありません。

ここで、現在のオゾン層破壊指標の一つとなっている南極のオゾンホールについて見てみましょう。オゾンホールというのは、オゾン層に穴が開くという意味ではありません。成層圏オゾン量の世界平均値は320 m atm-cmです。オゾン量が220 m atm-cmより少なくなった状態をオゾンホールができたと表現します。南極では9月から10月にかけてオゾンホールが発生し、12月ごろに消滅します。下の図に1986年のオゾンホールと過去最大級となった2006年9月の状況を比較して示しました。オゾンホールはこのように拡大生成していますし、全球オゾン量は回復には向かっていないのが現状です。

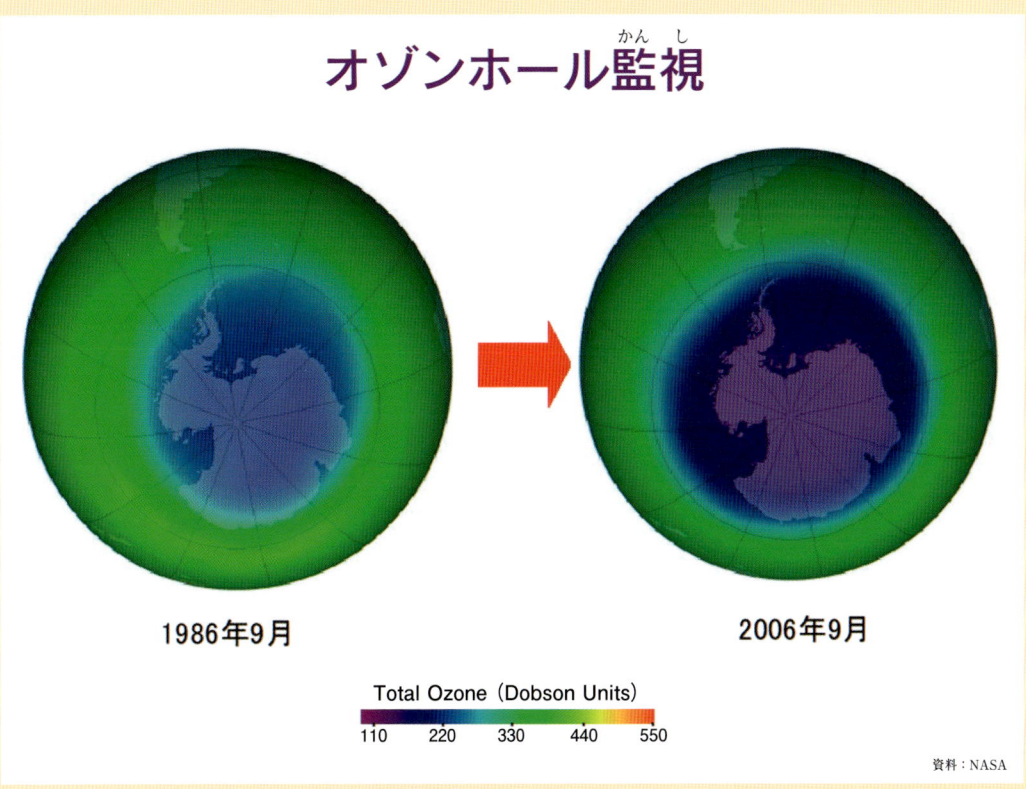

オゾン全量：地表から大気圏上限まですべてのオゾンを1気圧、0℃の地表に集めたときにできるオゾンだけからなる層の厚みをセンチメートル単位で測り、その数値を1000倍してm atm-cm（ミリアトムセンチメートル）、またはDU（Dobson Unit；ドブソン単位）の単位で表現します。

太陽紫外線ってどんなもの

太陽紫外線の人体への影響

　太陽紫外線は人体に良い働きと悪い働きをします。そのため「両刃の剣」とよくいわれます。オゾン層破壊がUV-Bを増加させるという予測が報告された1980年代後半から、悪い働きに注目が集まってきました。確かに紫外線は人体に悪い働きを持っています。しかし良い働きもあります。紫外線の種類と人体にかかわる主な働きを下表にまとめました。

　人体にとっての良い働きは、UV-BによるビタミンD$_3$の皮膚での生成です。ビタミンD$_3$は食物からのカルシウムとリンの吸収を促進し、骨や歯の形成と成長を助けます。よく知られているように、ビタミン類は身体の中で作り出すことができないものですが、身体に必須な栄養素です。身体に必要なビタミンD$_3$を作るのに必要なUV-B量は、1日15分程度の散歩で得られます。また、活性ビタミンD$_3$の血中濃度が一定に維持される仕組みを身体は持っています。

　紫外線の人体への悪い働きとしては、UV-BによるDNA損傷が引き金となる日焼け、皮膚がん、白内障がよく知られています。紫外線による生物・人体への主な影響を下表に示します。また、UV-Aによる光線過敏症も最近は増加傾向にあります。光線過敏症については、第2章で詳しく説明します。

太陽紫外線（UV-C、UV-B、UV-A）の生物・人体への主な影響

事項／UVの種類	UV-C	UV-B	UV-A
波長 （国際照明委員会の定義）	< 280nm	280〜315nm	315〜400nm
生物・人体影響	殺菌作用 角膜炎（雪眼） 紅斑	ビタミンD合成 殺菌作用 日焼け （サンバーン・サンタン） 皮膚がん 角膜炎・白内障	即時黒化 黒化増強 多くの光線過敏症 たるみ
		免疫力低下、しみ、しわ	
オゾン層破壊による影響	増加の可能性 （地上に届くようになる）	増加する	増加しない （常に存在している）

太陽紫外線が届く仕組み

　太陽紫外線は大気の層を通って地球に届きます。地上に届く紫外線の強さに一番大きく影響するのは太陽高度です（下図）。

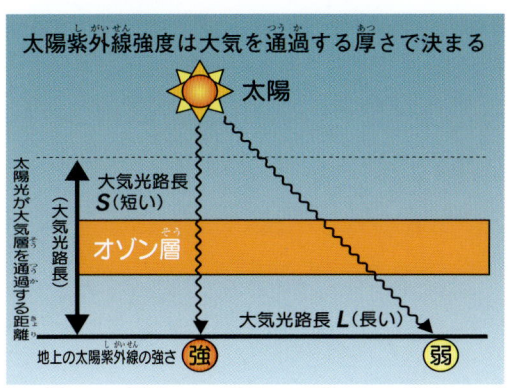

　太陽が頭上近くにあり太陽高度が高い時には大気層は薄いので、紫外線が通過する距離は短く（S）なります。太陽高度が低くなれば通過する距離は長く（L）なります。紫外線は大気層を通過する間に、空気分子、煤煙などの微粒子、雲などに吸収・反射・散乱されて減少していきます。また、UV-Bは成層圏にあるオゾンに吸収されて減少します。

　一日を通してみると、太陽高度が最も高い南中には、大気の層が最も薄くなるので、紫外線強度は最強になります。早朝や夕刻は大気層が厚くなるので、種々の大気中分子や微粒子による吸収で紫外線強度は大きく低下します。紫外線が日中に強く、早朝や夕刻に弱くなるのはこのためです。

紫外線の1日の変化

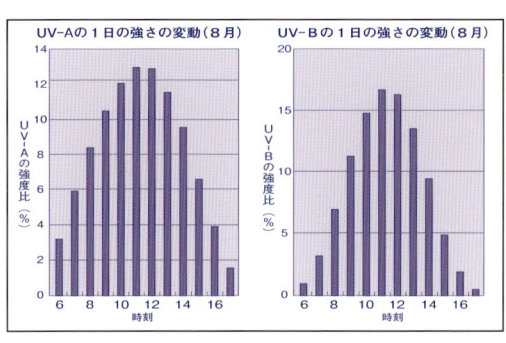

　1日のUV-BとUV-Aの時刻による変動の違いを、日本の中緯度帯に位置する平塚市東海大学湘南校舎（35°N, 139°E）の実測データで示します（左図）。これ以後のほとんどの紫外線データは、同地点の実測データです。真夏8月の1日の変動を、時間ごとに届く紫外線量として比較すると、紫外線量の最大値はUV-AもUV-Bも南中（正午）前後となります。

　しかし、UV-Bはオゾンの影響とともに、雲量、大気混濁などの影響が大きいため、UV-Aより1日の変動幅が大きくなります。午前8時台と正午12時台の紫外線量を比較すると、正午近くのUV-Bは8時台の約3倍になりますが、UV-Aの違いは2倍にもなりません。UV-Bは、早朝や夕刻には非常に弱く、一方、UV-Aは日の出ととも

に大きい紫外線量が届き、日没まで強度の変化はそれほどないのです。UV-Aでは、一日に届くUV-Aの50%弱が、UV-Bでは60%強が10時から13時の間に届きます。

曇りや雨の日の紫外線量

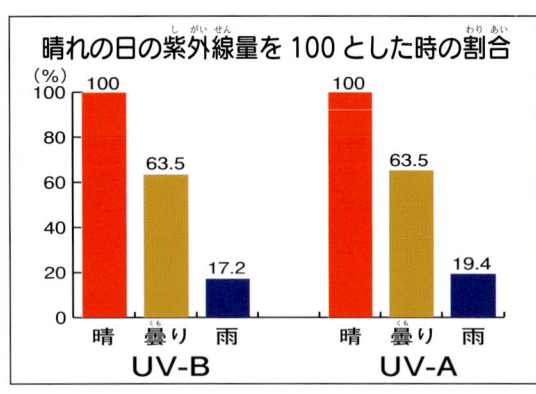

紫外線の強度は曇りの日、雨の日には雲に吸収・反射・散乱され、地上に届くと弱くなります。つまり、晴れの日に比べれば紫外線量は少なくなります（左図）。しかし、明るい曇り日には紫外線は晴れの日と同等か、それより多いこともありますので注意が必要です。

太陽紫外線の季節変化（UV-AとUV-Bの最強になる月は？）

　太陽高度は季節によっても変化します。UV-BとUV-Aの1年間を通した月ごとの変化を比較します（下図）。1年間を通してみると、オゾン変動の影響を受けるUV-Bは7〜8月に強度が最大になります。

　一方、オゾンの影響を受けず、理論上は夏至に最強になるUV-Aは、梅雨のある地域では5月、梅雨のない地域では6月に最強となります。このように、UV-BとUV-Aの季節変動は大きく異なるのです。UV-Bは初夏5月から強くなり始め真夏8月に最大となり、春3月、4月と秋9月、10月に強度は夏の半分程度、冬11月から2月には夏の5〜6分の1と非常に弱くなります。

　ところが、UV-Aの最大値（5月）と最小値（12月）は2倍弱の違いです。つまり、UV-Aは、日射があれば、一日中、南中強度の2分の1程度存在しています。

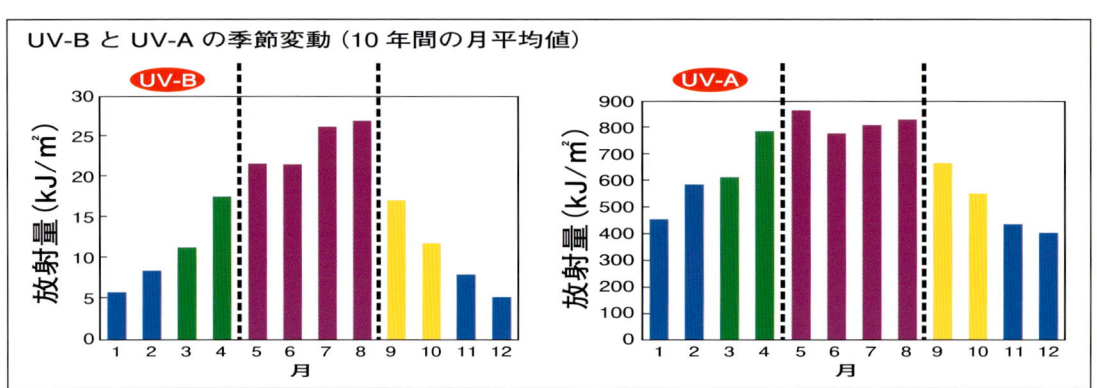

太陽紫外線の地域差

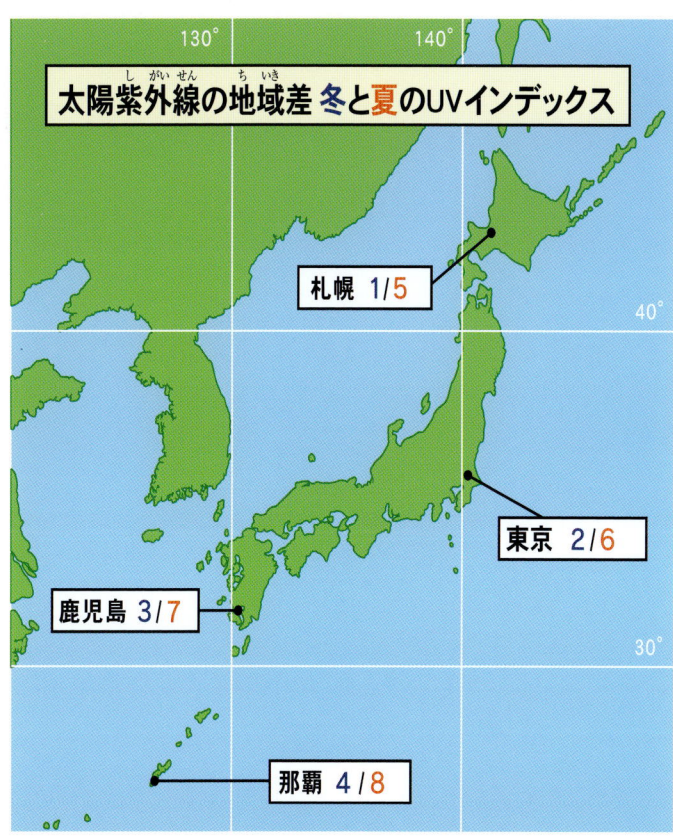

冬（11、12、1、2月）と夏（5、6、7、8月）の各地の日最大UVインデックス（1997～2006の平均値）の比較

日本は南北に長く、南と北では緯度が20度以上も差があります。このため、同じ日の同じ時刻でも地域によって太陽高度は違い、紫外線強度も異なります。

日焼け（サンバーン）や白内障の原因となるUV-Bの違いを、国内4か所について、冬（11月、12月、1月、2月）と夏（5月、6月、7月、8月）の月平均値（kJ/m^2）で比較しました。

冬のUV-Bは北海道と沖縄では4倍もの大きい差があります。しかし、夏には日本全土で2倍の差はなく、日本中で紫外線が強いことが分かります。

太陽紫外線の散乱性

　紫外線は波長が短いため、大気中の空気分子やエーロゾル（大気中の浮遊微粒子）などによって吸収されたり、反射されたりして、快晴日でもそのほとんどが散乱光となって地上に届きます。これが紫外線の最も重要な特性、散乱性です。

　一方、日射は、紫外線に比べて波長が長い可視光線と赤外線が主なので、快晴日にはほとんど散乱されずに直射光として地上に届きます。快晴日の紫外線と日射に含まれる散乱光を比べてみると、紫外線は50～60％は散乱光ですが、日射の散乱光は10％程度です。快晴なら、日射の90％程度は直射光なのです。

　なお、快晴日は1年を通して数日しかありません。雲一つなく見える晴れの日でも薄い雲がかかっている場合がほとんどです。1年間を通してみると私たちの生活環境にある太陽紫外線は80％以上が散乱光なのです。

自分の周りの紫外線環境をよく知ろう

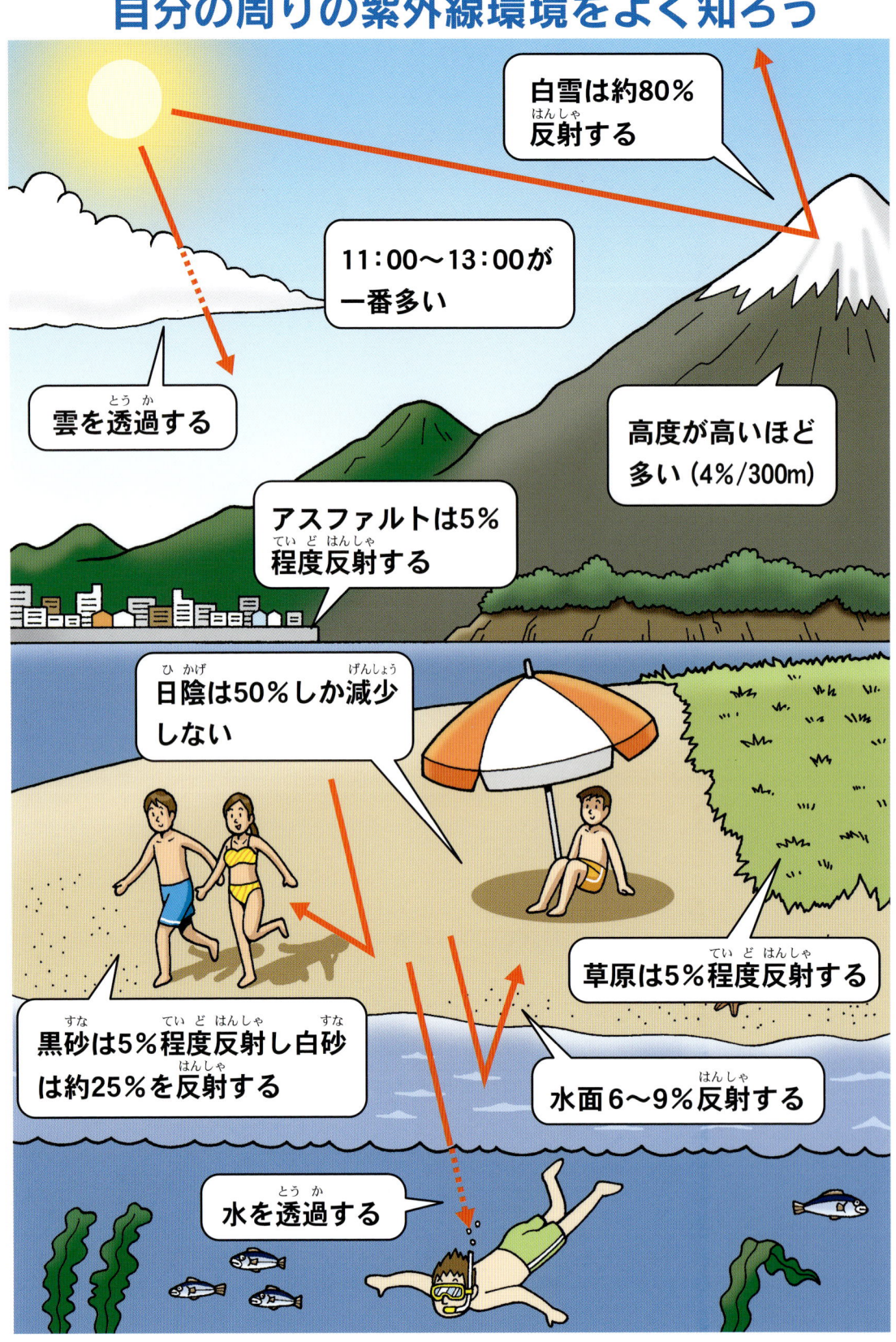

第2章
紫外線による健康障害

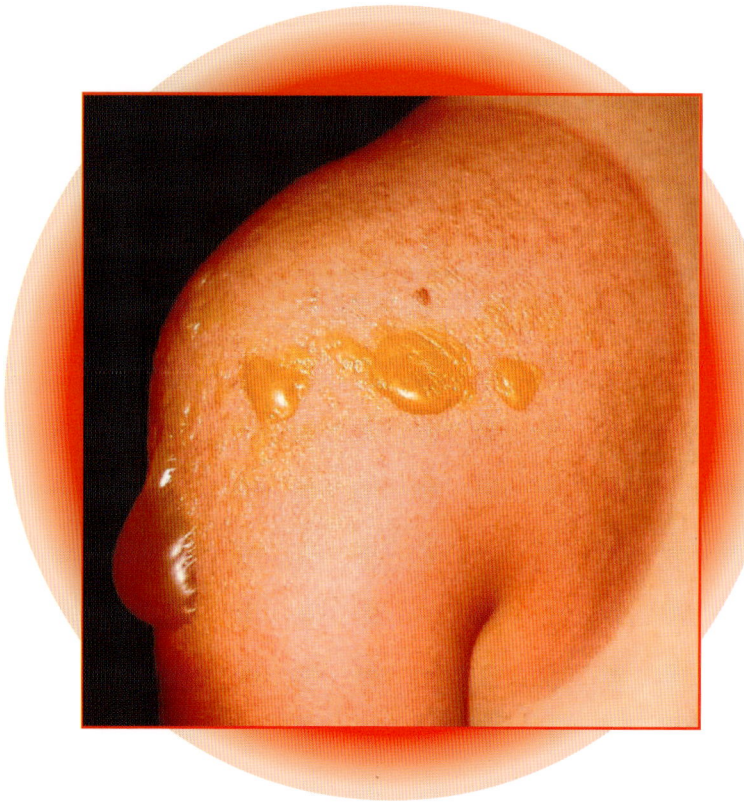

紫外線による健康障害

人体への健康障害

　太陽光線は地球上の生き物にとってなくてはならないものですが、紫外線については人体に対して功罪様ざまの影響を及ぼします。特に直接紫外線を浴びる皮膚や眼に、急性あるいは慢性的な健康障害を引き起こすことが多くの研究により分かっています。紫外線に対して全く無防備に過ごすことはよくありませんが、逆にあまりにも神経質になり過ぎるのも考えものです。紫外線がなぜ皮膚や眼に悪いのかをよく理解して、太陽と上手につきあいましょう。

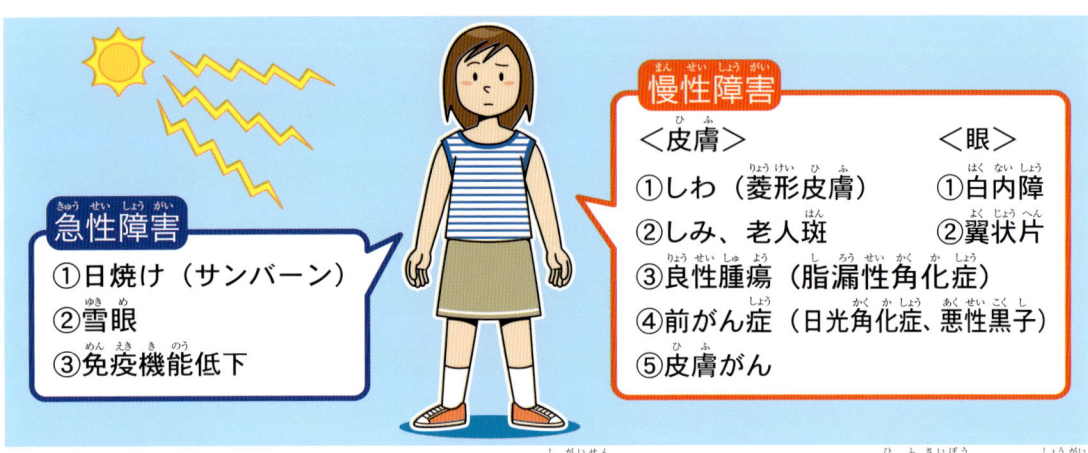

紫外線によって引き起こされる皮膚細胞の健康障害

皮膚の構造

　皮膚は身体の最も外側にあって、体外環境の変化に対し、体内環境を安定した状態に維持する機能を持つ臓器で、侵入してくる様ざまな侵襲刺激（細菌・ウイルス・カビなどの微生物、紫外線や熱などの物理的刺激、化学的刺激など）から体を守ります。面積は約1.6㎡で畳約1枚分、重量は3kg弱（脂肪織は除く）あります。

　皮膚は表面から表皮、真皮、皮下組織（脂肪織）の3層構造から成っています。

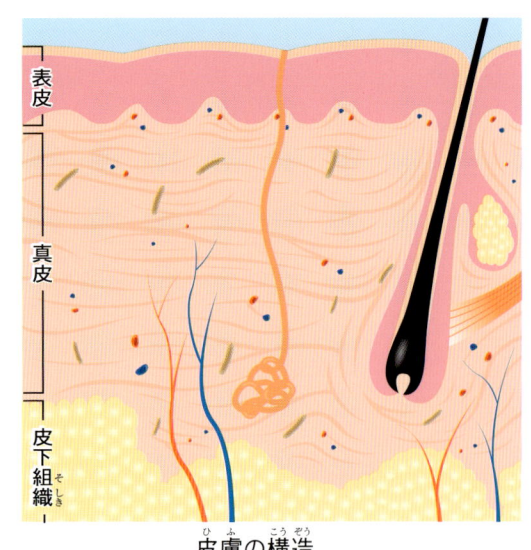

皮膚の構造

表皮

角化細胞

　表皮は大部分が角化細胞で占められ、そのほか、少数の色素細胞（メラノサイト）、ランゲルハンス細胞が混在しています。

　角化細胞はケラチンという固い線維性タンパクを作る細胞で、皮膚の防御機能を担っています。真皮と接する最下層の基底細胞から始まり、約2週間をかけて平らな形に変化しつつ、有棘層、顆粒層と成熟して分かれるとともに、次第に表面へ移動します。そこで細胞は突然アポトーシスというプログラムされた一種の細胞死を迎え角層となります。さらに約2週間して「垢」になって落ちます。

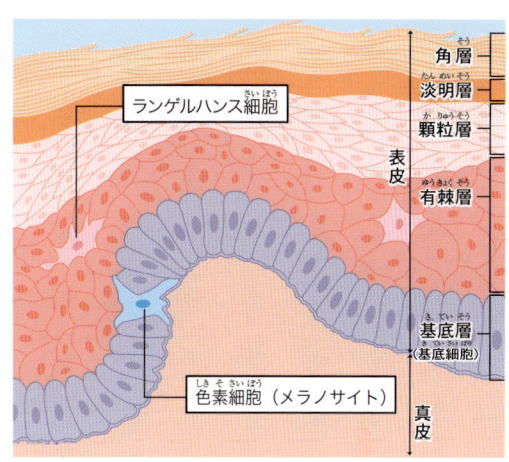

表皮の構造

　このように角化細胞は合計1か月強で新陳代謝して入れ替わっています。この角化細胞が基底層から顆粒層へと成熟し角層ができる過程を「角化」と呼び、最後は死んで角層を残します。角層を構成する角層細胞は死んだ細胞ですが、それが皮膚の最大の機能である水分防衛機能を担っているのです。紫外線を浴びると角化細胞は大きなダメージを受け、その結果、皮膚の機能が傷害されます。

色素細胞（メラノサイト）

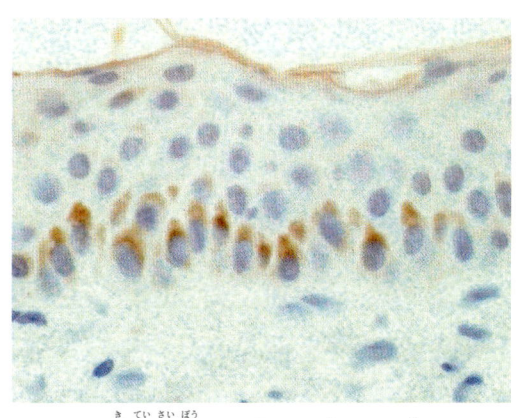

基底細胞のメラニンキャップ

　私たちの皮膚の色を決める色素がメラニンです。メラニンは紫外線をはじめ可視光線、赤外線をよく吸収して皮膚を守る働きがあります。そのメラニンを作るのが木の枝のような突起を持つ色素細胞（メラノサイト）で、表皮では基底層と毛穴の毛母に分布しています。

　作られたメラニンは周囲の基底細胞に渡

され、基底細胞はそのメラニンを核の上に集めます。これはあたかもメラニンの帽子をかぶったように見えるので「メラニンキャップ」と呼ばれ、基底細胞の核を紫外線から守る大切な役割を持っています（P19写真）。

　色素細胞は紫外線や様ざまな炎症、妊娠時のホルモンの影響を受けてメラニンをたくさん作るようになり、皮膚の色は濃くなります。日焼けをした後に皮膚の色が濃くなる（サンタン）のもこのためです。色素細胞の分布密度は身体の部位により大きく違っており、乳輪や外陰部などで多くなっています。色素細胞の数（分布密度）に人種差はありません。すなわち白人でも黒人でも数は同じですが、メラニンを作る能力が大きく違うのです。

ランゲルハンス細胞

　表皮の基底層上方の有棘層に散在し、木の枝状の突起を持って互いにネットワークを形成している細胞です。皮膚の免疫機能を担う細胞として重要です。皮膚に侵入してきた化学物質や病原体、あるいは皮膚に発生したがん細胞など、生体にとって異物であるものを抗原として認識して免疫反応を起こすきっかけを作ります。

　ランゲルハンス細胞は表皮内に侵入してきた抗原を取りこんで処理し、近くのリンパ節へ移動して、そこでTリンパ球にこんな異物が入ってきたということを教えます。これを抗原提示といいます。その結果、その抗原に特異的な感作Tリンパ球が増殖して体内を循環し、次に抗原が侵入してきた時に、特異免疫反応（アレルギー性接触皮膚炎や腫瘍免疫など）が引き起こされ、異物は排除されます。

真皮

　転んで擦りむいた時に分かるように、表皮は極めて弱い組織ですので、真皮はそれを裏打ちして皮膚のハリや弾力を保つとともに、表皮への酸素、栄養補給を行っています。真皮は皮膚の弾力性を保つ膠原線維、弾性線維などの線維成分が主体で、その間を糖やタンパク、組織間液が満たし、血管、リンパ管、神経などが分布しています。

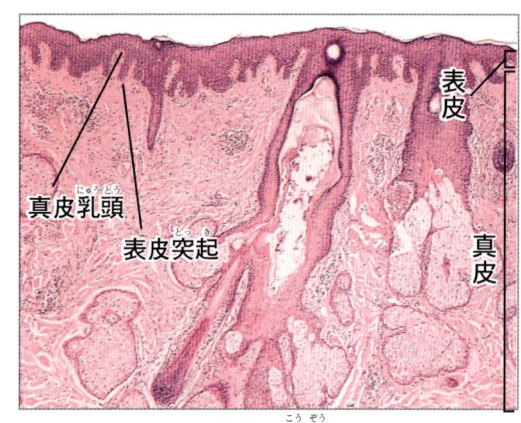

真皮の構造

血管周囲には肥満細胞が集まっています。表皮突起と真皮乳頭は互いにはまりあい、表皮と真皮に存在する細胞はそれぞれが分泌するサイトカイン（細胞から分泌されるタンパク質で、特定の細胞に情報伝達をする）を媒介として相互に作用を及ぼしあっています。

　膠原線維は真皮の乾燥重量の70％を占め、線維芽細胞が作るコラーゲン線維束からなり、真皮内を縦横に走り、皮膚のハリを保っています。弾性線維は線維芽細胞が作るエラスチンを主成分とした線維タンパクで、皮膚の弾力性を維持しています。紫外線を浴びることにより膠原線維は分解されたり、固くなったりします。弾性線維も分解され、修復される時に異常なエラスチン線維が作られます。長年、紫外線にさらされていると真皮の上層に変性した弾性線維が蓄積し、光線性弾性線維症と呼ばれる特徴的な変化が残ります。

【Point】紫外線とビタミンD

　ビタミンDは腸がカルシウムやリンを吸収するのを助ける働きがあり、骨の新陳代謝を活性化するなど、骨の形成にかかわる大切なビタミンです。欠乏すると子どものクル病や成人の骨軟化症など、骨の形成異常を起こすことが知られていますが、現代社会では、まずその心配はありません。

　このビタミンDは、魚介類や卵、きのこ類などの食物に多く含まれています。その生合成を行うのが紫外線UV-Bで、有害だらけの紫外線の数少ない有益作用となっています。

　UV-Bを皮膚が吸収することでビタミンDが生成されます。このビタミンDは、肝臓、腎臓の2つの器官で代謝され、活性型のビタミンDに変換されます。脂肪の中に蓄えられたビタミンDは、冬場の日射量の少ない時期や日光に当たれない時期などに使われます。

紫外線の1日の必要量は15分間

　ビタミンDの1日の必要量は、200IUと言われます。その必要量とされるビタミンDが作られるためには、顔や手に1日15分間の紫外線を浴びることで十分と言われています。また食べ物としても摂取できますので、普通の生活をしている限り十分なビタミンDが生成されています。

　なお、外出が少ない高齢者や寝たきり老人などで、日光を浴びる機会が全くなく、食事からのビタミンDの摂取も不足すると、ビタミンD3の欠乏状態に陥る可能性がありますので、時々外気浴が必要となります。また、一般人がサンスクリーン剤を常用しても、実際上問題となるようなビタミンD欠乏を生じる心配はありません。

紫外線を浴び過ぎるとどうなるの〈1〉

皮膚への影響

皮膚に到達する紫外線

　紫外線はその生物学的作用の強弱により便宜的に波長の長い側からUV-A、UV-B、UV-Cに分けられており、波長が短いほど傷害性が強くなります。UV-Cは殺菌灯に用いられるように、生物に対する毒性はとても強いのですが、成層圏のオゾン層で完全に吸収されるので地表には到達しません。

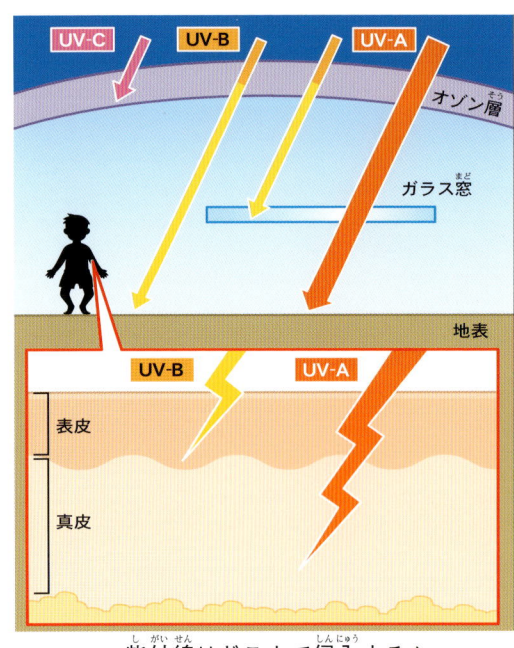

紫外線はどこまで侵入するか

　UV-Bはオゾン層で大部分吸収され、波長の長い一部が地表に達します。紫外線による傷害作用の大部分はこのUV-Bで引き起こされます。UV-Aは、これまであまり傷害作用については注目されていませんでした。UV-Bよりは弱いものの傷害作用を持っており、皮膚の深部にまで侵入します。また、UV-Bの傷害作用を増強することも知られており、皮膚障害の点からも無視できない存在です。なお、UV-Bはガラス窓でほぼ完全に吸収されますが、UV-Aは吸収されず室内に入りこみます（左図）。

急性的な影響

日焼け（サンバーン）

　急激に大量の紫外線を浴びると日焼けします。一般に「日焼け」と呼ばれる反応は、まず赤くなり、その後黒くなりますが、この両者は区別して用いる必要があります。赤くなるのはサンバーンと呼ばれ、紫外線による急性炎症で、皮膚のヤケドです。ヒリヒリ痛み、ひどい場合には水ぶくれを作ります（P23写真）。黒くなるのはその後に引き続いて起こる炎症後の色素増強で、サンタンと呼ばれ、さらなる紫外線傷害から皮膚を守る防御反応です（P25写真）。サンバーンを引き起こす主

な波長はUV-Bであり、UV-AはUV-Bと比べるとその紅斑（赤い炎症）を引き起こす作用は1,000分の1程度といわれています。しかし、太陽光線中に含まれる量はUV-Bの10倍から100倍もあり、その作用は決して無視できるものではありません。サンバーンを生じた場合の責任割合はUV-Bが約80％、UV-Aが約20％と推計されています。

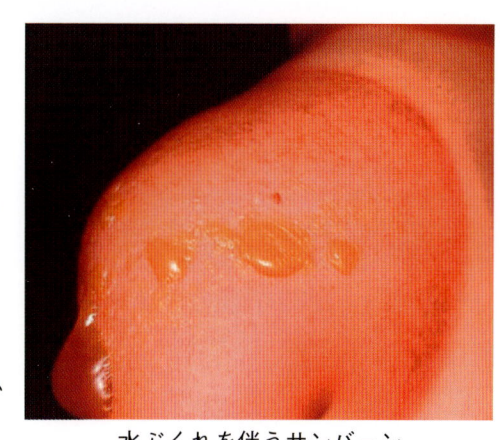

水ぶくれを伴うサンバーン

　サンバーンを起こした皮膚を調べてみると、角化細胞が強く傷害されて、その中にいわゆる日焼け細胞と呼ばれる核が濃縮した細胞が見られます。これはアポトーシスに陥った細胞とされています。アポトーシスとはDNAに傷害を受けた細胞が、もはや生き残れない状態になった時、自爆するような形で起こる細胞死で、損傷を負ったDNAを次の世代の細胞に引き継がないようにするためと考えられています。

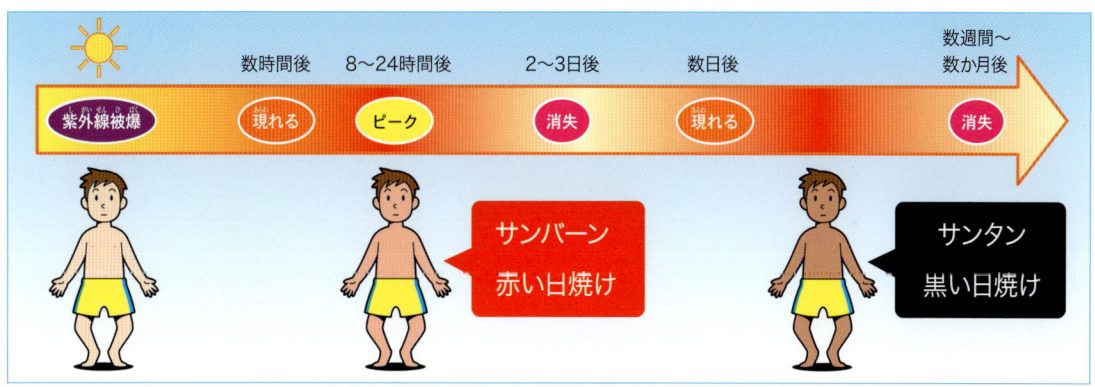

　サンバーンによる紅斑は紫外線照射後6時間ごろから生じ、24時間にピークがきます。サンバーンの仕組みについてはまだよく分かっていない部分もありますが、大筋として紫外線を浴びることにより、皮膚細胞のDNAが直接的に損傷を受けることが主体で、それに加え紫外線を吸収した生体成分から発生する活性酸素種が間接的にDNAや細胞膜、細胞内タンパク質に酸化的傷害を与えるためと考えられています。それをきっかけとして皮膚に炎症が連鎖反応的に起こり、その結果、目に見える日焼け反応が起こります。

　海水浴や野外活動など、肌を焼き過ぎて日焼けがひどい場合には、発熱やけん怠感など全身症状も見られます。なるべく早く冷水タオルなどで冷やし、水ぶくれができるようなら皮膚科の治療が必要です。

紫外線によるDNA損傷

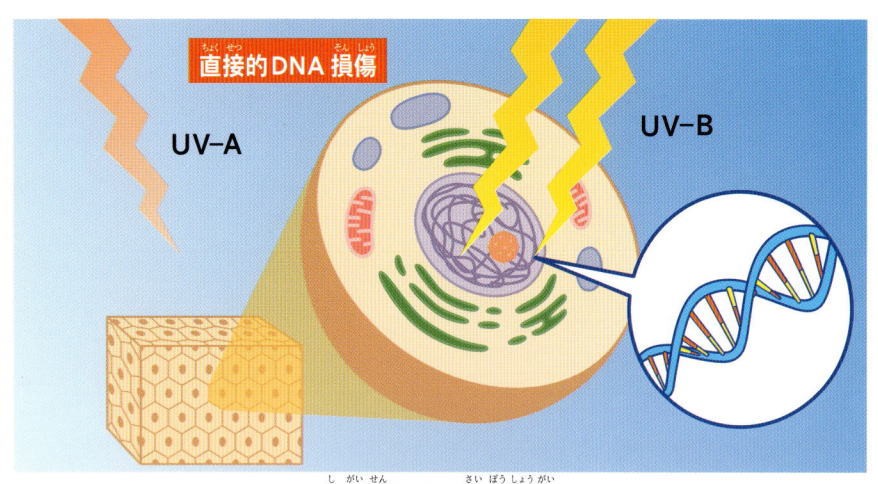

紫外線による細胞障害

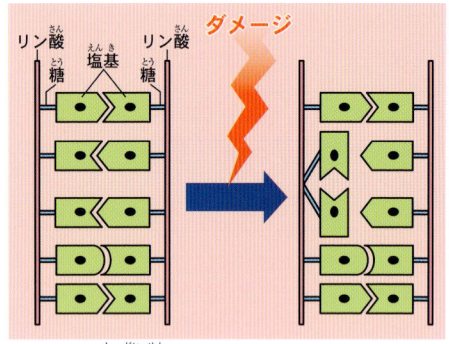

紫外線による2量体形成

細胞の核の中には遺伝子であるDNAがあり、DNAは遺伝情報の暗号となる4つの塩基が並んだ2本の鎖がらせん状となった構造を持っています。細胞に紫外線が当たると、DNAはUV-Bをよく吸収し、本来結合しないはずの分子同士が結合してしまいます。DNA鎖の隣同士に異常な塩基が生じると、それが結合し、ピリミジン2量体という紫外線でできた「傷」ができてしまいます（左図）。

このDNAの「傷」が残ったままだとDNAの複製がうまくできず、細胞の機能に重大な影響を与えるので、細胞にはこの傷を取り除き、元通りに治す仕組みが備わっています。このDNAの損傷修復機構は、異常な塩基部を切り出して、対側の塩基配列に対応した正しい塩基配列に戻す下図のような仕組みです。

その際、がん抑制遺伝子として知られるp53が発現し、細胞サイクルを途中で止めて修復するための時間稼ぎをします。もしDNA損傷が一定時間内に修復できない場合には、p53は細胞をアポトーシスに導き、傷ついたDNAを持った細胞が細胞分裂によって新しく作られるのを防ぎます。ところが強い紫外線を浴びたり、長年にわたって繰り返し紫外線を浴びていると、どうしても直し間違いが起こっ

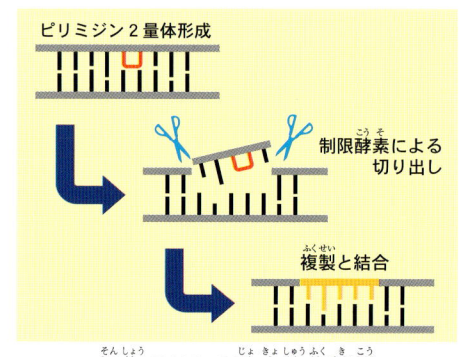

損傷DNAの除去修復機構

てしまいます。その結果、遺伝情報に異常が生じ、それががん遺伝子やがん抑制遺伝子の中で起こると、細胞の増殖に異常を来し、がん細胞が発生することになります。

特に10歳ごろまでの子どもの場合、成長するため細胞分裂が盛んに行われます。そのような時期に多くの紫外線を浴びてDNAが傷つくと、修復する時に間違った修復が行われる可能性が高くなり、健康な皮膚を作るプログラムが壊されます。

なお、除去修復過程で大切なタンパク質に先天的異常があって起こる疾患が色素性乾皮症で、高度の光線過敏症状が起こり、紫外線防御を十分に行わないと若い時から露出部に皮膚がんが発生します。

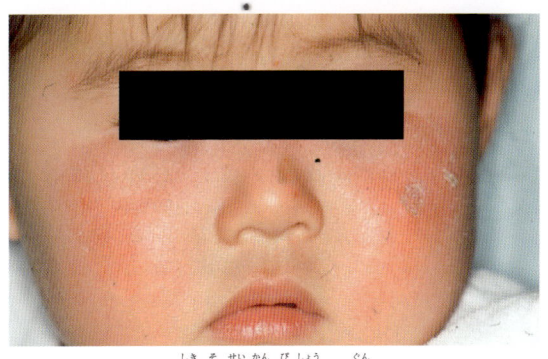

色素性乾皮症A群

日焼け（サンタン）

サンバーンの赤みは数日で引いてきますが、それにつれて皮膚のメラニンが増加して、肌が黒くなりサンタンが生じてきます。黒い肌は数週間から数か月続きます。紫外線を浴びて皮膚の細胞がダメージを受けると、その影響で色素細胞（メラノサイト）が刺激され、メラニンの合成を促進するチロシナーゼ遺伝子が活性化し、メラニンがたくさん作られます。

紫外線を1回浴びただけでは、メラニンの増加だけですが、繰り返し浴びると色素細胞の数が増加して、持続的にメラニンも増えた状態になります。メラニン色素は、紫外線を非常によく吸収しますので、次に紫外線を浴びた時には、肌を守る防御機構の役割を果たします。

また、紫外線で皮膚に炎症が起こると、それがきっかけとなって口の周りに単純ヘルペスが再発することがあります。症状が重いような時は、皮膚科医の診断を受けましょう。

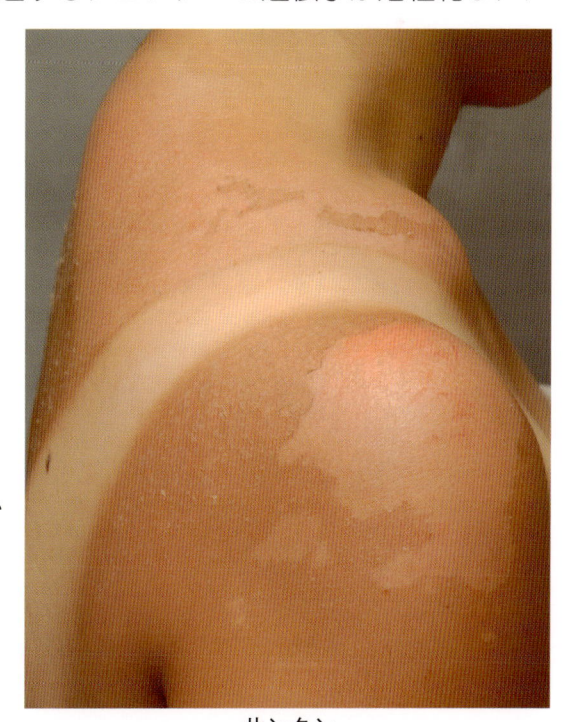

サンタン

【Point】免疫能への影響

　私たちの身体は細菌やウイルスなどの外敵が体内に侵入した時に、異物を感知すると同時に攻撃し、自分の身体を守る防衛機能を持っています。これを免疫能といいます。この免疫能が低下すると細菌やウイルス、がん細胞への攻撃が弱まり病気を引き起こします。紫外線は、この免疫能を低下させるのです。

　紫外線を浴びると、皮膚の免疫反応で大切な役割を持つランゲルハンス細胞がダメージを受けます。ランゲルハンス細胞は、表皮の中でネットワークを形成しており、侵入して

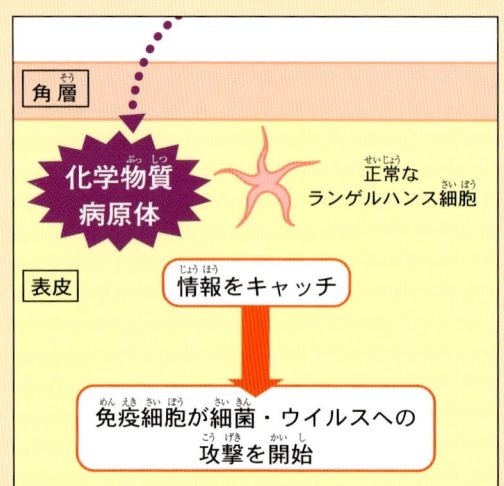 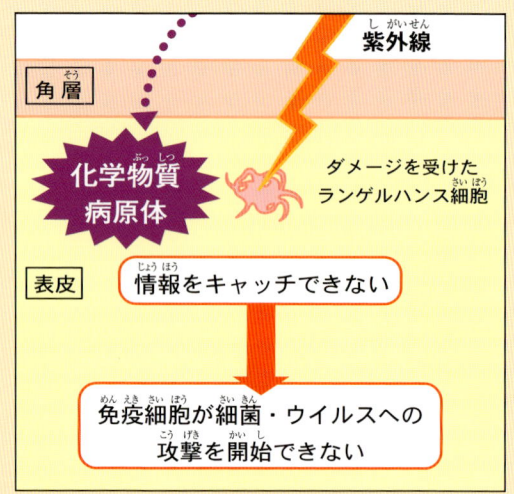

きた化学物質や病原体、また皮膚で発生したがん細胞を異物として認識します。その後、リンパ節へ流れていき、そこでリンパ球に異物であることを知らせ、その結果、その異物に対する特異的な免疫反応が起き、異物を排除します。

　ランゲルハンス細胞は紫外線の影響を非常に受けやすく、数が著しく減少し、また働きも異常を示します。すると皮膚の中にがん細胞が発生しても、それを取り除く免疫反応が起こらず、がん細胞はどんどん増殖してしまいます。細菌やウイルスなどの病原体の侵入もキャッチできなくなります。全身に紫外線を浴びると、全身の免疫システムにも影響を与え、身体はスムーズに防御機能を整えられなくなります。

免疫能低下による障害

○がん細胞を攻撃できなくなる
　紫外線は皮膚にがんを発生させるとともに、発生したがん細胞を取り除く免疫力を抑えるため、がん細胞はどんどん増殖してしまいます。

○細菌、ウイルスなどの侵入情報をキャッチできない。
　感染症に対する抵抗力が弱くなります。

光線過敏症

　光線過敏症は、健常者では何ら変化を起こさないような光線の照射により、異常な皮膚反応を生ずる疾患群です。発症には光線を浴びることが必須である狭い意味での光線過敏症と、光線がその疾患の発症や増悪にかかわる因子の一つとみなされる広い意味での光線過敏症があります。

　25ページで述べた色素性乾皮症も遺伝による重篤な光線過敏症の一つですが、そのほかにも光線過敏症の病因として、遺伝子異常による酵素欠損、代謝異常、光感作物質の摂取などに起因するもののほか、現時点でその原因が明らかにされていないものも少なくありません（下表）。

主な光線過敏症

DNA修復障害
・色素性乾皮症

酵素欠損による代謝障害
・ポルフィリン症

外因性光アレルギー性、光毒性
・光線過敏型薬疹　・光接触皮膚炎

内因性アレルギー性
・日光じんま疹　・多型日光疹
・慢性光線性皮膚炎

原因不明
・種痘様水疱症

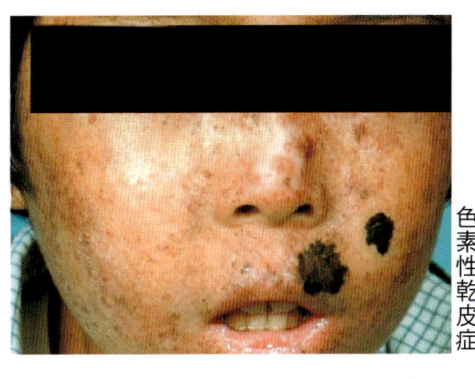
色素性乾皮症

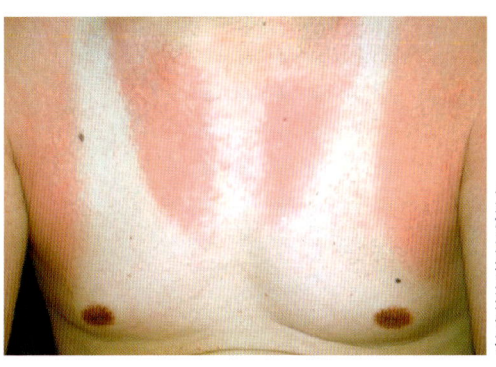
光線過敏型薬疹

　ポルフィリン症は、赤血球を構成するヘモグロビンの成分となるヘムの代謝にかかわる8つの酵素のいずれかの活性が低下して起こる病気です。異常のある酵素の種類により、いろいろなポルフィリン体が体内に蓄積します。ポルフィリン体は405nmをピークとして可視光線を吸収し、光毒性を発揮します。光線に当たることにより活性酸素が発生して、皮膚はヤケド状になり（P28左写真）、肝臓に蓄積すると肝機能も傷害されます。

紫外線による健康障害

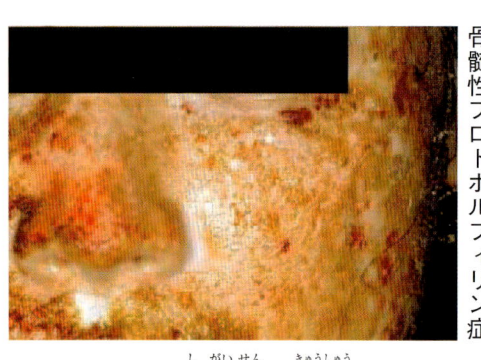
骨髄性プロトポルフィリン症

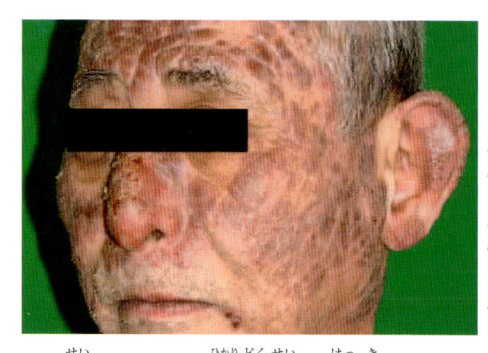
慢性光線性皮膚炎

ある種の薬は紫外線を吸収して光アレルギー性、または光毒性を発揮するため、内服、外用することにより紫外線に当たった部位に一致して真っ赤になったり、水ぶくれを作ったりします。内服した場合は光線過敏型薬疹、外用した場合は光接触皮膚炎を呼びます。光接触皮膚炎は香料、日焼け止め成分、植物などが原因となることもあります。

そのほか日光に当たった部位にだけ症状が起きる、日光じんま疹や湿疹ができる多型日光疹、慢性光線性皮膚炎（右上写真）などがあります。光線過敏症は年齢によって生じやすい病気がある程度決まっています（下図）。

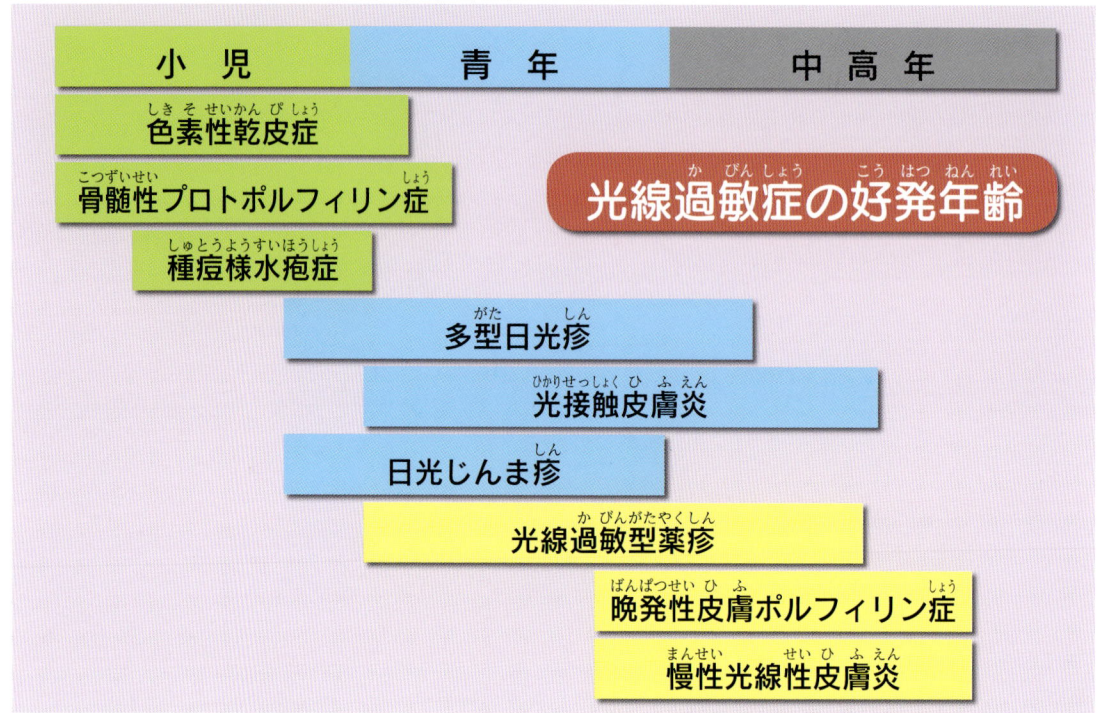

光線過敏症では疾患により、その発症にかかわる波長域、すなわち作用波長が異なります。光線過敏症患者の治療においては、これを念頭において適切な光線防御対策を立てる必要があります。

慢性的な影響

光老化（しみ、しわ、たるみ）

　紫外線を長年浴び続けると「しみ、しわ、たるみ」など、光老化と呼ばれる変化が現れてきます。紫外線の厄介な点は本当の怖さが何十年もたってから現れてくることです。

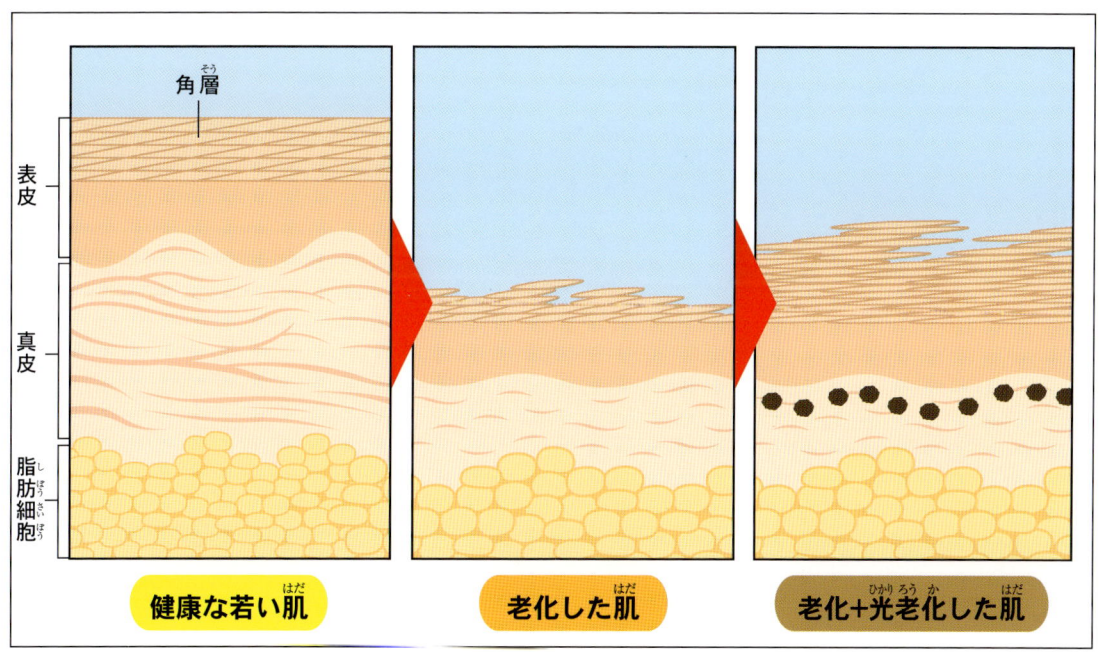

加齢による自然老化と光老化

　皮膚がんもそうですが、高齢の方の顔にできる「しみ」や深いしわ、茶色いぼなども単に歳を取ったからできるのではなく、長年日光にさらされたために起こってくるのです（上図）。相当高齢の方でも、紫外線の当たらない部分の皮膚はそれほど傷んでいません。

　赤ちゃんの皮膚を柔らかい絹のハンカチに例えれば、紫外線に長い間さらされた皮膚はボール紙でしょう。紫外線のために皮膚の弾力を保っている線維がズダズダに切れてしまい、柔らかさやハリがなくなります。皮膚は自分を守るために厚くごわごわになり、色も黄色っぽくなります。無理矢理曲げればボール紙のようにべきっと折れ曲がり、深いしわを刻むことになります。

　一方、紫外線の当たらなかった皮膚は、例えてみればティッシュペーパーのようで、厚さは薄くなりますが、色は白くしわも細かいものだけです。強く引っ張ると

紫外線による健康障害

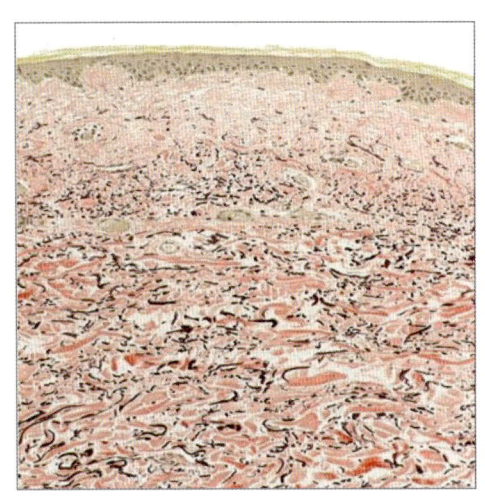 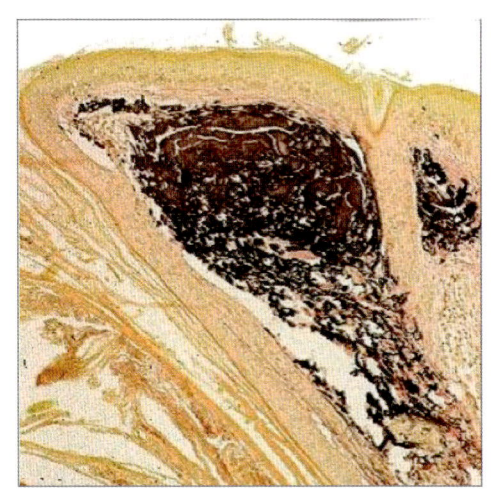

高齢者の被覆部と露出部皮膚の比較　高齢者の大腿内側皮膚：左写真　高齢者の顔：右写真

ちぎれますが、柔らかさは保たれています。

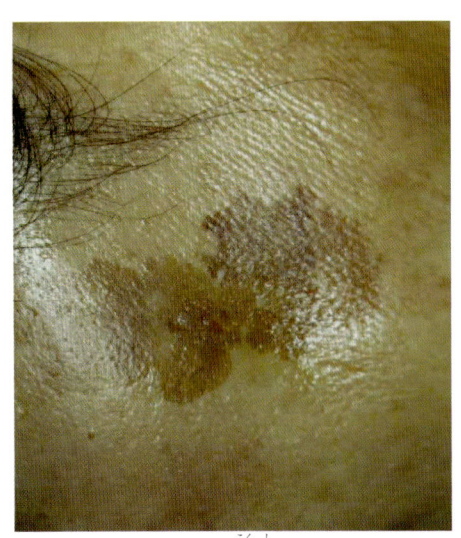

日光黒子

このように紫外線に当たることによって起こる皮膚の光老化は、年齢とともに皮膚の生理機能が損なわれていく自然老化とは全く違った性質のものです。年齢で起こる変化はやむを得ないものですが、紫外線によるものは上手にその影響を避けることで、皮膚をきれいに保つことができます。

一般的に自然の老化の症状は、皮膚の細胞が縮むことによる変化が主ですが、光老化の症状では、しみ＝日光黒子（左写真）や深いしわ、さらには良性、悪性の腫瘍の発生がみられます。日光黒子は紫外線を浴び続けていると、表皮の角化細胞や色素細胞に部分的な異常が残り、その部分でメラニンが多数作られるようになるために生じます。

また、紫外線を浴びていると表皮の角化細胞や真皮内の線維芽細胞からタンパク分解酵素が分泌され、真皮の膠原線維、弾性線維、基質を壊します。それらが不完全に修復されることで光老化が生じます。特に特徴的な変化は真皮の浅い層で顕著に見られる光線性弾性線維症です。光老化に伴う弾性線維の変化は弾性線維の本来の機能を損ね、皮膚の弾力性の低下をもたらし、深い「しわ」を刻み、あるいは「たるみ」を生じることになります。

皮膚がん

古くから太陽光線が当たる顔面などに皮膚がんの発生が多いことが知られており、皮膚色の薄い人種ほど露出部の皮膚がんの発生率が高く、疫学的な調査でも白人では太陽光線の強い地域に住む者、戸外労働者に発がんの頻度が高くなっています。動物実験でもUV-B照射で容易に皮膚がんが生じることより、紫外線、特にUV-Bの発がん性は疑いのないものです。

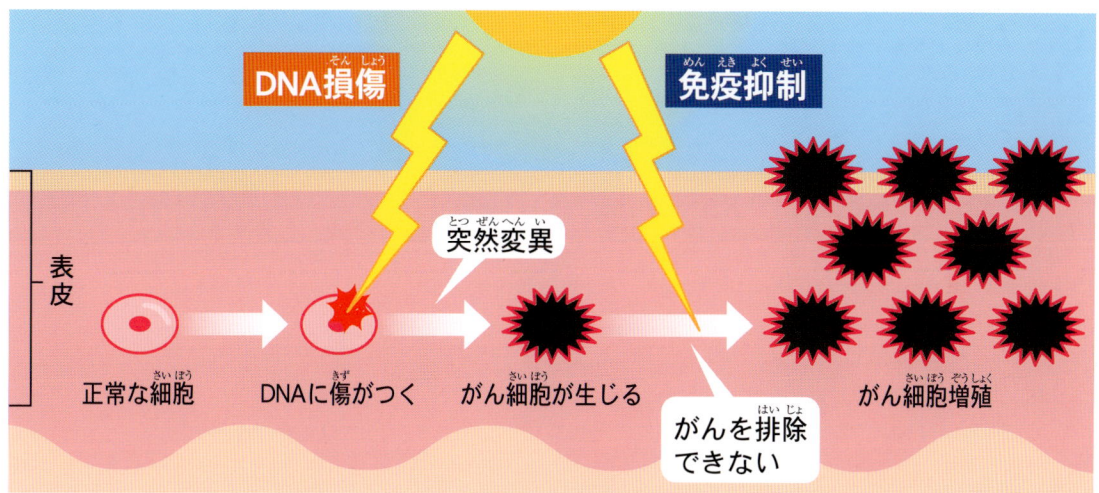

しかし、その分子機構について大筋は理解されてはいますが、いまだ不明な点が多いことも事実です。現時点で明らかにされていることをまとめると、紫外線、特にUV-Bは皮膚細胞のDNAに対して直接的に損傷を与えます。また、UV-B、UV-Aはともに活性酸素種の発生を介してもDNAに酸化的損傷を与えます。DNA損傷は巧みに修復されますが、損傷が過剰であったり、繰り返し損傷を受け続けると修復エラーが起こり、変異が生じます。

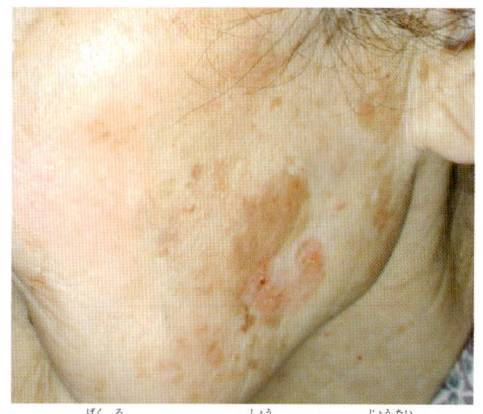

長期間曝露 日光角化症（前がん状態）：左写真

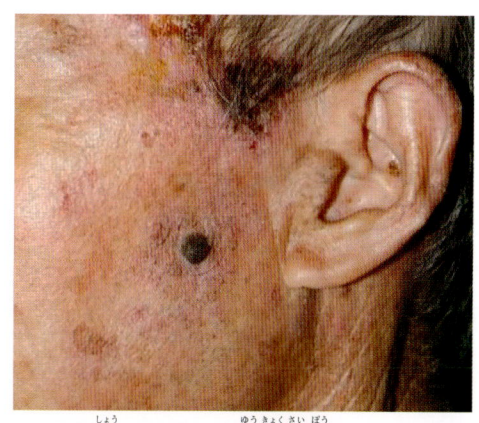

日光角化症から生じた有棘細胞がん：右写真

それががん遺伝子あるいはがん抑制遺伝子に蓄積していくと、細胞増殖の規制が外れ、がん細胞が発生します。さらに紫外線による免疫抑制、特に抗原認識が破たんすることで、発生したがん細胞の排除が行われず、がんはさらに増殖していきます（P31左写真）。一般的に長期間持続して紫外線を浴び続けていると日光角化症や、それが進展した有棘細胞がんが発生し（P31右写真）、一方、大量の紫外線を間欠的に浴びていると、基底細胞がんや悪性黒子型黒色腫が生じやすいといわれています（下写真）。

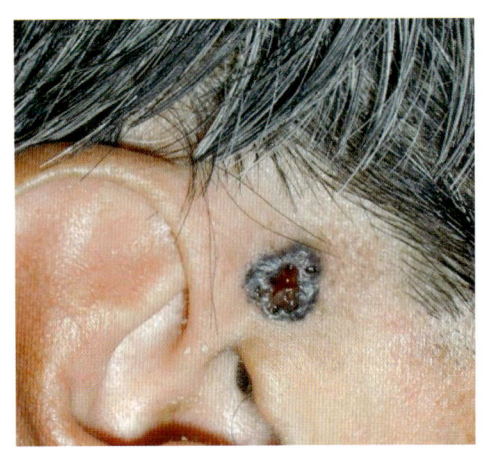
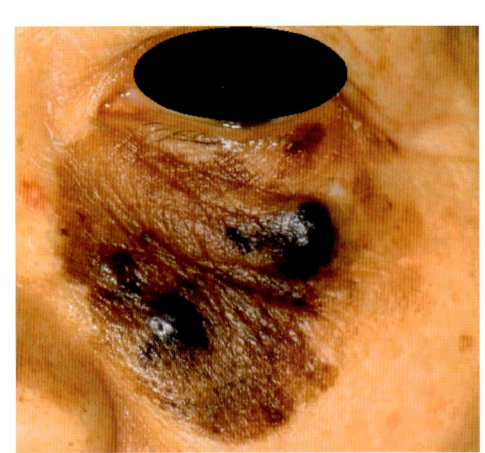

間欠的大量曝露　　基底細胞がん：左写真　　悪性黒子型黒色腫：右写真

【Point】日焼けサロンの危険性

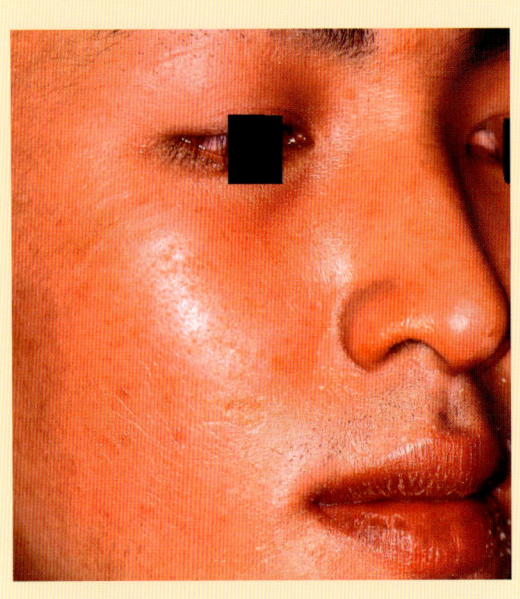

UV-Aはあまり害がないように思われており、最近若者を中心に広がっているいわゆる日焼けサロンで使われているのもこのUV-Aです。

安全にきれいな小麦色の肌を得ることができるというのがキャッチフレーズですが、皮膚が茶色くなるということは、炎症が起こった結果であり、それなりの代償を払っているわけです。大量に浴び続ければ皮膚にそれ相応の害が残ります。

しみができたり、また、ある種の薬を飲んでいると思いがけない強い日焼け反応を起こしてしまうこともあります。

紫外線を浴び過ぎるとどうなるの〈2〉

眼への影響

眼の構造と働き

　眼球は成人で直径約24ミリの球状で、一番外側は強膜（白目）という袋状の丈夫な組織で覆われ、光が通る部分は角膜からできています。角膜の内側に、眼に入る光の量を調節する虹彩があり、その中央が瞳孔（ひとみ）です。瞳孔を通過した光は、その後ろにあるレンズの役目をする水晶体で屈折して、眼球の中を充満する硝子体を通って網膜に達し、そこにある視細胞が光として感じます。

　眼に入ってくる太陽光のうち紫外線については、UV-B（波長280～315nm）のほとんどは角膜で吸収され、わずかに通過する300nm以上のUV-Bも水晶体で吸収されてしまいます。波長320～360nmのUV-Aの半分以上は角膜で、残り半分近くは水晶体で吸収され、残った1～2％の紫外線も硝子体で吸収され、網膜には達しません（下図）。

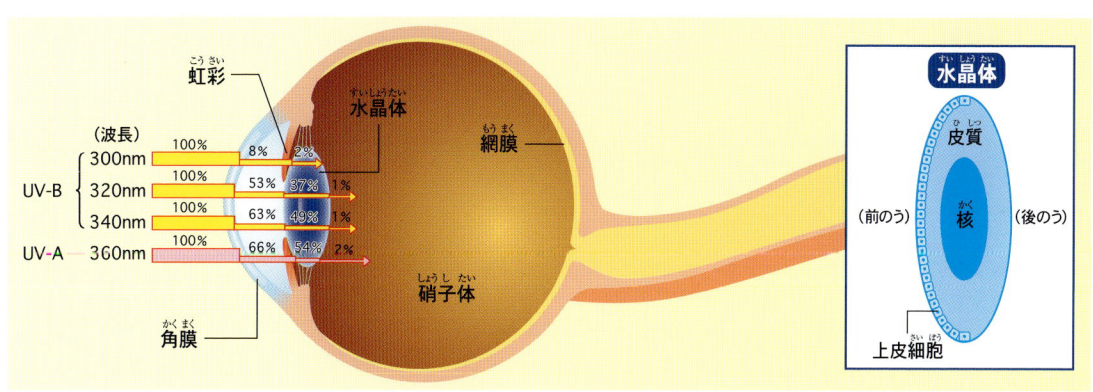

紫外線による眼の急性障害

紫外線角膜炎

　スキーや雪山で強い紫外線を眼に浴びると、「雪眼」と呼ばれる紫外線角膜炎・結膜炎を起こします。雪面に限らず、砂浜、水面、コンクリート面など紫外線の反射が強いところでも起こります。また、「日焼けサロン」など人工的な紫外線の照射装置で顔を焼く時、ゴーグルをかけないと大量のUV-Aを浴びて生じます（右写真）。

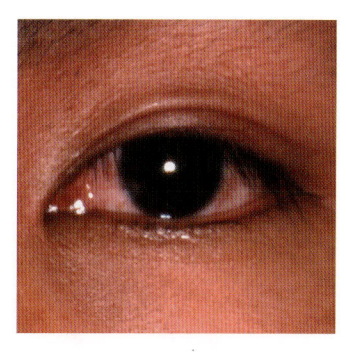

症状は紫外線を浴びて数時間以上たってから、眼痛、流涙、結膜充血や眼の異物感、まぶしさなどを来します。所見として結膜充血、びまん性表層性角膜炎、角膜浮腫、虹彩炎が見られます。皮膚の日焼けと同じで1～2日で自然に治ることが多いのですが、紫外線の強い場所へ行く時は、紫外線カットのサングラスを着用しましょう。

紫外線による眼の慢性障害

紫外線の強い地域で長年にわたって紫外線を浴び続けていると、眼にも慢性障害が起こってきます。老人の眼によく見られる翼状片、角膜病変（結節性帯状角膜症）、白内障などの発生に、程度の差はありますが、紫外線がかかわっていると考えられています。紫外線との関連が比較的強いものは、翼状片と白内障です。

翼状片

眼球結膜（白目）の主に鼻に近い側から、毛細血管と膠原線維が増殖した結膜が、半透明の膜状に瞳孔に向かって翼状にのびてきます。角膜の変形のため乱視となったり、瞳孔を覆って視力障害を起こします。悪性のものではありませんが、視力障害が著しい時は手術で取り除きます。しかし、再発も少なくありません。戸外労働者に多く見られ、長期間の紫外線曝露との関係がはっきりしています。

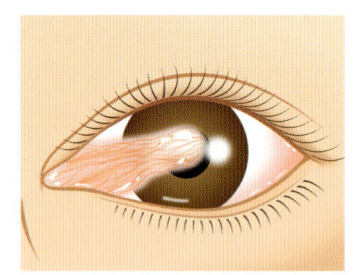

白内障

白内障は、水晶体が濁ることで視力障害を起こす病気です。いろいろな原因が挙げられていますが、そのうち一番多いのは老人性白内障です。加齢による変化に加え、紫外線をはじめ喫煙、栄養不足、薬物、アルコール、全身疾患などの危険因子が加わって起こります。疫学調査で紫外線量の多い地域と少ない地域で白内障の有病率が異なることが分かっており、紫外線の影響が大きいことは間違いありません。白内障は進行すると視力障害が進み、失明に至ることもあり、手術が必要です。

紫外線が原因のものでは、水晶体の周辺が濁る皮質型、水晶体の後部の膜が濁る後のう下型混濁が多いと言われています。紫外線を吸収した水晶体のタンパク質は、変性し水晶体が濁ると考えられています。

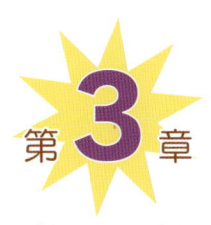

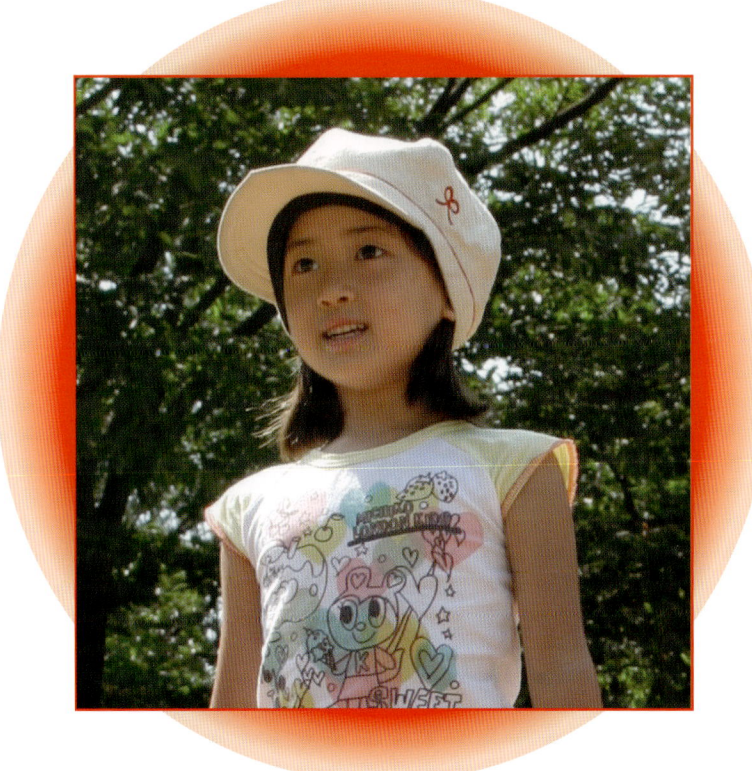

第3章
紫外線と上手につきあおう

有害な紫外線を防ぐには

有害な紫外線は、散乱光の防御が決め手!!

　学校教育現場では太陽光防御として、2つの防御対策が必要と考えられます。1つが有害な紫外線の防御、2つ目が熱中症防御です。環境省でもその重要性を考え、前者に対して紫外線保健指導マニュアルを、後者に対しても熱中症保健指導マニュアルを作成してその普及を図っています。しかし、これらの指導指針はいまだに学校現場ではそれほど重視されていません。ここでは、1つ目の課題、紫外線防御対策について考えていきます。

　太陽紫外線は前に述べたように、波長が短く、大気を通過する間に様ざまな分子やエーロゾルや雲などに反射・散乱されながら地球に届きます。そのため太陽方向から直接届く紫外線は少なく、紫外線のほとんどは太陽方向以外からくる散乱された光です。さらに、地面などから反射される光もあります。太陽紫外線の人体防御を考える時、その決め手は散乱光防御なのです。

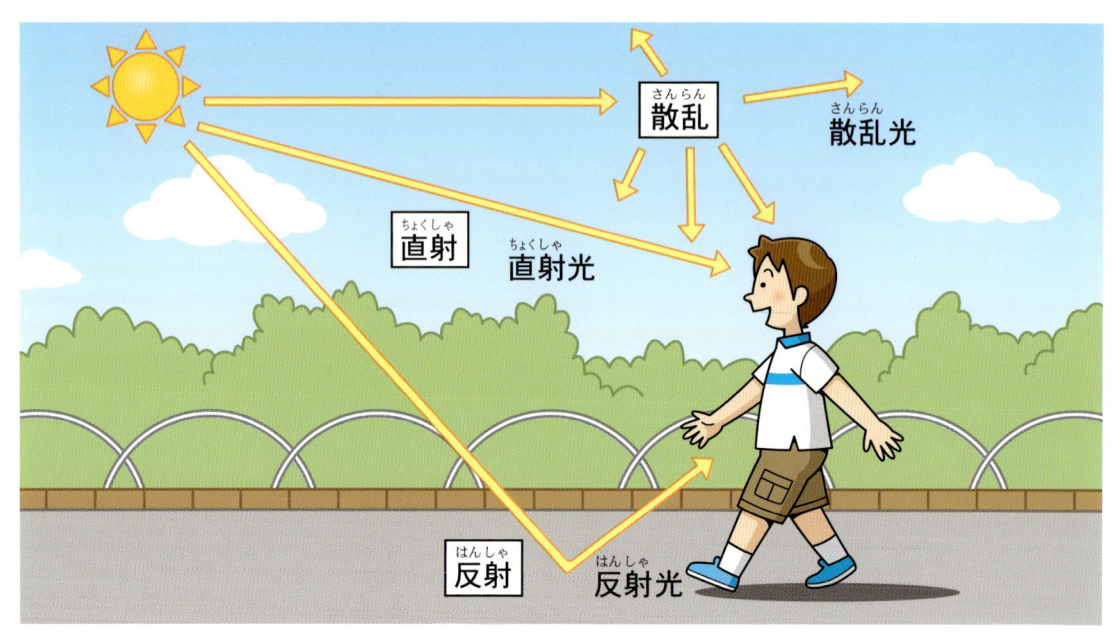

様ざまな環境の紫外線量を知ろう

　屋外で活動や運動競技をする場合、顔はいつも外気にさらされていて紫外線を浴びやすいのです。そこで日本人が直立した時の平均の顔面の高さに携帯用のUV-B

計とUV-A計をセットして、顔面が浴びるUV-BとUV-Aの量を、土、コンクリート、芝、海辺の砂、雪という5つの環境で測定してみました。

雪以外の環境では、顔面が浴びる紫外線量はほとんど同じでした。直射方向の紫外線量を100％として、顔面の各方向が浴びる紫外線量は、頭上95％、正面45％、側面20％、後頭部15％程度となり、下からの反射率は5％未満でした。この傾向はUV-B、UV-Aに共通でした。

結論として、人の顔面が浴びる紫外線量は、顔が太陽の方向を向いているかどうかで決まることが分かりました。しかし、冬の雪環境では、雪面からの紫外線反射率は70〜80％と大きく、正面、側面、後頭部が浴びる割合も、ほかの環境に比べて約20％大きく測定されました。太陽高度の低い冬は、直射紫外線量は夏の2分の1程度と弱くなります。しかし、雪面で顔が浴びる紫外線量は反射で増強されるため、夏の紫外線量と同等か、それ以上に強い紫外線を浴びると考えられます。雪面では、散乱光だけでなく反射する紫外線防御対策が必要です。

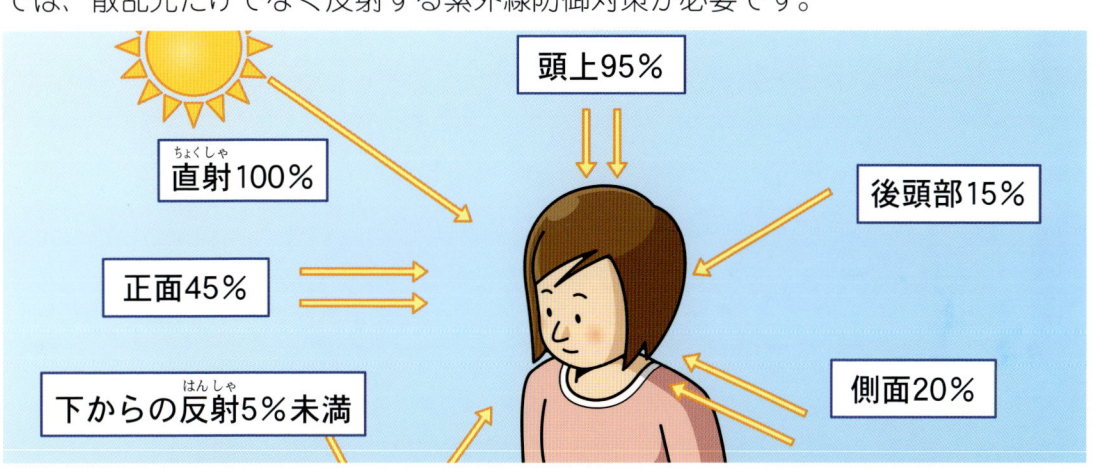

各種屋外環境で顔面が浴びる太陽 UV-B 紫外線量の比較　〔w/m²（％）〕

	太陽高度65°				太陽高度30°	
	芝	コンクリート	砂	土	コンクリート	雪
直射	1.97 (100.0)	1.68 (100.0)	1.96 (100.0)	1.82 (100.0)	0.38 (100.0)	0.95 (100.0)
正面	0.83 (42.1)	0.74 (44.0)	0.89 (45.4)	0.77 (42.5)	0.26 (68.4)	0.88 (94.8)
側面	0.43 (21.9)	0.36 (22.1)	0.46 (23.2)	0.35 (19.0)	0.13 (34.2)	0.48 (42.9)
後頭部	0.37 (18.8)	0.25 (14.9)	0.41 (20.9)	0.24 (13.4)	0.10 (26.3)	0.43 (36.9)
頭上	1.91 (97.0)	1.59 (94.6)	1.85 (94.4)	1.71 (94.0)	0.38 (100.0)	0.74 (67.7)
反射	0.00 (0.0)	0.04 (2.4)	0.05 (2.5)	0.02 (1.1)	0.00 (0.0)	0.50 (48.3)

© Tokai University

スキンフォトタイプって何？

知っておこう自分の皮膚タイプ

　紫外線に対する皮膚反応は、当然皮膚の色に左右されます。紫外線に対する反応性を表す尺度としてⅠからⅥのスキンフォトタイプ（skin phototype）が用いられています。タイプⅠはケルト人に代表され、色白で頭髪の色は薄く、虹彩は青です。元々メラニン色素が少なく、紫外線に当たった後も赤くなるだけで、黒くなりません。一方、タイプⅥは黒人で、元々大量のメラニンが皮膚にあり、日焼けしません。日本人などの黄色人種は、その間のⅡ〜Ⅳタイプに位置し、紫外線が当たると最初赤くなり、その後黒くなります。

スキンフォトタイプ

タイプ	サンバーン、サンタンの既往
Ⅰ	容易に強いサンバーンを起こすが、決してサンタンを生じない。IPDは生じない
Ⅱ	容易にサンバーンを起こし、わずかにサンタンを生じる。IPDは軽微
Ⅲ	中等度にサンバーンを起こし、中等度のサンタンを生じる。IPD+
Ⅳ	わずかにサンバーンを生じ、容易に中等度のサンタンを生じる。IPD++
Ⅴ	ほとんどサンバーンを生じない、濃褐色である。IPD+++
Ⅵ	決してサンバーンを生じない、黒褐色〜黒色である。IPD+++

※最近日光曝露をしていないサンタンのない皮膚に45〜60分間（90〜1210mj/cm²）の日光曝露をした時の反応に基づく
IPD：Immediate pigment darkening 即時型黒化反応
Pathak MA, Nghiem P, Fitzpatrick TB. Acute and chronic effects of the sun. Freedberg IM, Eisen AZ, Wolff K et al. ed. Dermatology in medicine. 5th ed. New York: McGraw-Hill;1999;p1598-1607. を改変

　日本人では固有の皮膚タイプ（Japanese skin type, JST）が設定されており、日本人としてより紫外線の敏感な群をJST-Ⅰ、平均的な反応を示す群をJST-Ⅱ、より反応を起こしにくい群をJST-Ⅲとしています。遺伝的に規定された紫外線照射に対するメラニン産生能の違いによります。自分の皮膚タイプを理解して、帽子や日焼け止めでしっかり紫外線の防御を意識することが大切です。

日本人の皮膚タイプ

肌の特徴	タイプⅠ	タイプⅡ	タイプⅢ
	色白	中間	色黒
日焼けのタイプ	赤く焼けるだけで、褐色にはならない	赤く焼けたあと、褐色になる	ほとんど赤くならず、すぐに褐色になる
日焼け後の痛み	最も起こりやすい	やや起こる	起こりにくい
日光角化症の起こりやすさ	最も起こりやすい	やや起こる	起こりにくい
紫外線のダメージ	DNAが傷つきやすい	ややDNAが傷つきやすい	DNAはほとんど傷つかない

※皮膚タイプⅠの人が最も紫外線の感受性が高く、リスクも高い。色白の人は、帽子や日焼け止めでしっかり紫外線の防御を意識することが大切です。

【Point】紫外線対策に有効な栄養素

分類	栄養素	作用	多く含まれる食品
ビタミン	ビタミンC	メラニン色素の沈着と、紫外線により皮膚に発生する活性酸素を抑えます。コラーゲン合成の促進作用もあります。	ブロッコリー、芽キャベツ、赤ピーマン、カリフラワー、イチゴ、柑橘類など
ビタミン	ビタミンE	活性酸素によって細胞膜が不飽和脂肪酸から過酸化脂質に変わるのを防ぎます。ビタミンCを一緒にとるとすぐに還元されます。	玄米、植物油、ピーナッツ、かぼちゃ、にんじん、ほうれん草など
ビタミン	β-カロテン（ビタミンA）	β-カロテンは活性酸素を抑えてくれます。また、ビタミンAには発がんを抑制したり、皮膚の免疫機能やバリア機能を維持する働きもあります。	モロヘイヤ、にんじん、ほうれん草、明日葉、小松菜、だいこん葉、春菊など
ビタミン	ビタミンB2	炎症を抑え、細胞の再生や成長を促進する働きがあり、皮膚の新陳代謝を高めてくれます。	レバー、鶏卵、チーズ、うなぎ、いわし、ぶりなど
ミネラル	亜鉛	傷ついた細胞の再生に必要な栄養素で、不足すると紫外線に対する皮膚の抵抗力が低下します。	かき、レバー、牛もも肉、うなぎ、鶏ささみ、海藻、しじみなど
ミネラル	セレン	紫外線によって酸化した皮膚の細胞膜の分解を促進します。また、ビタミンC、E、β-カロテンなどの抗酸化ビタミンと一緒にとると、発がんを抑制する効果があります。	いわしの丸干し、しらす干し、小麦胚芽、玄米、ぬか、麹など
アミノ酸	L-システイン	抗酸化作用の働きで、活性酸素を抑えます。また、メラニンの生成を抑制し、沈着したメラニンを少なくします。	大豆、小麦胚芽、柿、もやし、納豆、大根など

紫外線防御の基本

　紫外線防御の基本は3つです。第1は、散乱する紫外線を上手に防御すること。第2は、肌から遠い所から始めること。第3は、過剰紫外線の防御を心がけることです。

　第1の意味は、太陽紫外線は散乱して地上に届いているので、直射光である日射を防御する方法とは、防御法が違うということを理解することです。最近、熱線である赤外線カットと紫外線カットの意味を取り違えている人を多く見受けます。紫外線カットの意味をもう一度よく考えてください。

　第2の理由は、肌が弱かったり、光線過敏症の人も多いはずです。紫外線防御のために、まず始めに日焼け止めクリームを塗るのではなく、日傘や帽子、長袖シャツなどで紫外線を防御するように心がけてください。屋外スポーツ、登山、海水浴、スキー場などでは必要に応じて日焼け止めクリームをつけるという配慮です。

　第3は、紫外線を防御するのは、過剰の紫外線を防御するのが目的です。完全に紫外線をカットする必要はないというのは常識です。過度の日焼け、真っ赤なヤケドのような日焼けを繰り返すと皮膚がんになる恐れもあります。しかし、平均的日本人の1MED（日焼けの紅斑反応が始まる最小照射エネルギー量）に要する紫外線量は、真夏の真昼の海岸で20〜25分紫外線を浴び続ける量と同等と言われています。このようなところで、無防備に紫外線を浴びることは極力避けなければなりません。紫外線防御の意味も考えずに防御過敏になっては困ります。

効果のある帽子のつばの長さ （つばの長さは7cm以上）

　夏の強い日差しを避けるために帽子をかぶるのは、日傘より行動しやすい利点があります。屋外スポーツには、帽子が必携です。そこで帽子の紫外線カットの効果を調べました。

　太陽高度65度の初夏の快晴日に、キャップタイプのつばの長さを3cmから13cmまで、2cmずつ変化させて紫外線カット効果を調べました。キャップタイプのつばの長さ7cmで顔の正面が浴びるUV量は60％程度カットできました。全周が7cmの

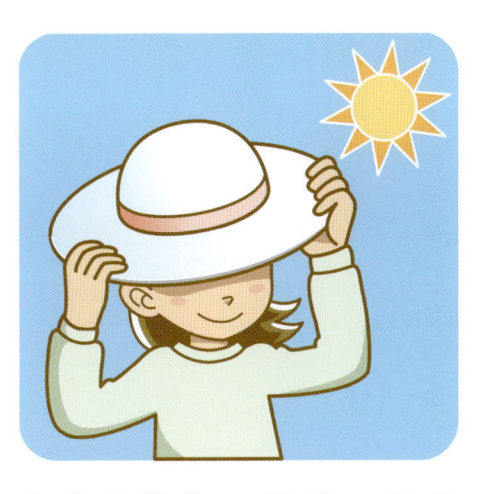

つばの帽子では、65％程度にカット効果が上がりました。つまり、帽子のつばの紫外線カット効果は7cm以上で有効と結論されました。

なお、雪面では反射が強いため、帽子をかぶってもかぶらない場合と同程度の紫外線を浴びることも実測されました。雪山やスキー場では、日焼け止めが紫外線防御対策として有効と考えられます。

紫外線防御に有効な布地 （綿とポリエステルの混紡の綾織が最適）

布は様ざまな高分子素材からできている糸の織物です。紫外線を防ぐ服や帽子に適した布地は、紫外線を透過させない、紫外線を吸収する布地です。紫外線防御効果は、高分子素材の種類、織と色に大きく左右されます。第1は素材です。夏にはUV-Bの吸収素材である薄手のポリエステルをよく見かけます。しかし、ポリエステルはUV-Aを吸収しません。さらに吸水性がなく、汗を吸いません。一方、綿は紫外線吸収素材ではありませんが、吸水性が高いのでTシャツなどに使われます。綿とポリエステル両方を使った素材が望ましいと言えます。左下図に綿とポリエステルの布の紫外線透過特性を示しました。

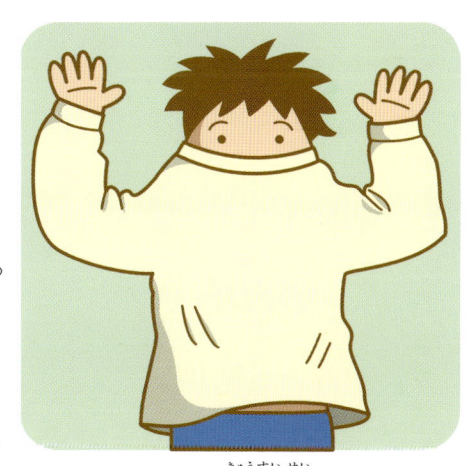

第2は織の効果です。布の織り方は、大きく2種類に分けられます。綾織と平織。次ページに綾織と平織の顕微鏡写真を示しました。綾織は糸が凸凹に、平織は糸が碁盤目に並んで見えます。綾織は、紫外線を通しにくく、さらに紫外線を多方向に跳ね返します。専門的には、紫外線の透過率が低く、反射・散乱が大きいと表現されます。紫外線防御に適した織は綾織です。

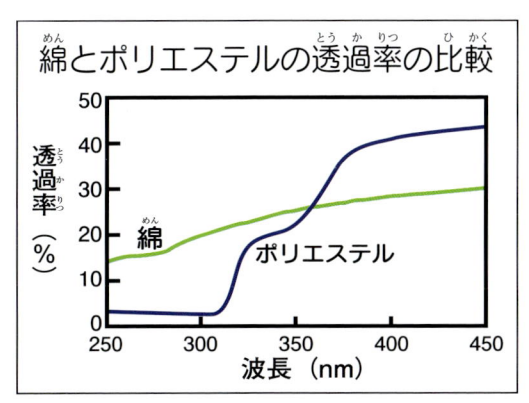

また、布の厚さも重要です。厚さが厚いものほど紫外線は透過しにくいので防御効

綾織

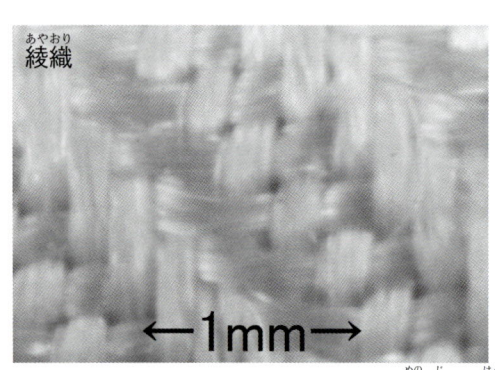

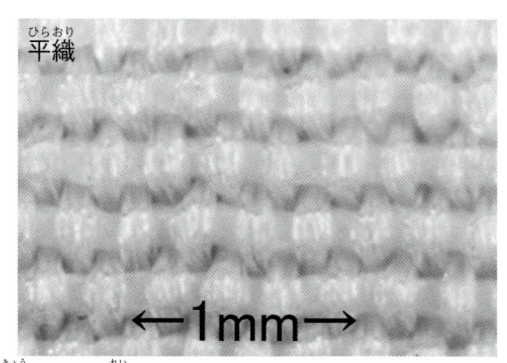

平織

←1mm→

←1mm→

白布地の顕微鏡写真の例

果が高くなります。第3は色です。最近、紫外線防御グッズの布地に黒が流行しています。これは間違いです。黒とは目に見える光をすべて吸収するという意味です。紫外線も吸収しますが赤外線も吸収します。赤外線を吸収すると、布は熱をため込み、その熱で色あせし、傷みも早まります。高温多湿の日本の真夏の屋外活動には、熱をため込む黒は身体に暑く感じられ熱中症を誘発します。

　紫外線防御に適する色は、紫外線だけでなく可視光と赤外線も吸収せず、反射・散乱させやすい白か薄い色です。日本の夏の衣服、帽子、日傘などに使う布地には、紫外線・可視光・赤外線の透過率が低く、反射・散乱率が高い、白か薄い色のUV-Bカット率がよく、汗も吸うポリエステルと綿の混紡の綾織がお勧めです。帽子や傘の表は白、裏は色つきにして、顔への反射・散乱を和らげる工夫をするとさらに良いでしょう。通気性の良い綾織がお勧めです。

注：海上では黒もOKです。水面反射を和らげ、赤外線の熱で乾きやすく、カヌーなどでは使用可です。

サングラスの利用法 （UVカット加工されている色が濃くないものを）

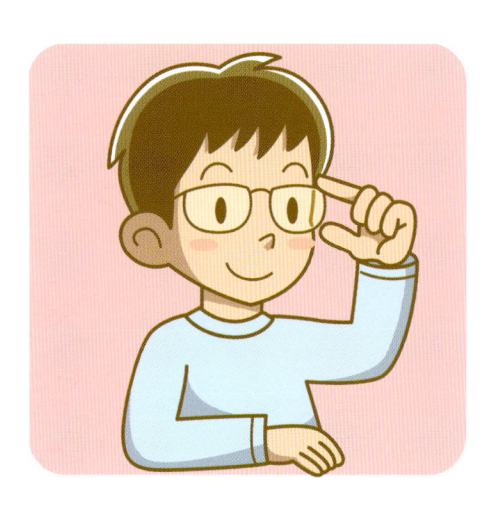

　最も一般的な眼の紫外線障害は、角膜炎・結膜炎で、雪眼とも言われ、雪面の反射や殺菌灯に直接目をさらした時などに起こります。紫外線を浴びている時には全く苦痛がなく、数時間の潜伏時間後に激痛が起こります。ほとんどは一過性ですが、繰り返すと白内障になると言われています。

　なお、眼の紫外線障害は、遮光眼鏡（サング

ラス）使用で完全に防止できます。屋外でのスポーツやアウトドア・クラブ活動などではぜひとも眼鏡装着を習慣づけてほしいと思います。なおサングラス選択時の目安は次の通りです。第1は、サングラスと表示された規格品を選ぶこと。第2は、色のあまり濃くないものを選ぶこと。人の虹彩（ひとみ）は可視光の明暗に応答して開閉するので、色の濃いサングラスを使用すると瞳孔が開きます。紫外線カットが不十分な眼鏡の場合、眼に有害な紫外線が多く入り込む結果になります。

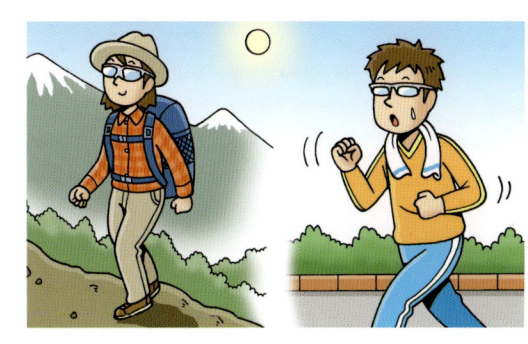

しかし、太陽がギラギラと照りつける海辺や雪面環境では色の濃い紫外線カットの眼鏡が適しています。第3は軽量で衝撃にも強いポリカーボネイトなどのプラスチックレンズを選ぶことです。

日陰の利用法 （サンバーンを起こすような紫外線は木陰でカット）

夏の木陰は紫外線防御、日射防御に欠かせません。しかし、木陰にも散乱する紫外線は入り込んできます。木の高さ15mの茂ったけやきの下で、影の長さ8mの時に、後方がオープンスペースの街路樹を考え、1mずつ木陰に入っていく方法で紫外線量の変化を測定しました。

木陰では木に近づくにつれて、太陽に向かう顔面が浴びる紫外線量は直射光も、散乱光も木に遮られてどんどん減少します。しかし、後頭部では日向にいる時に浴びる紫外線量とほとんど変わりませんでした。街路樹などの木陰にいても散乱光はあるということが分かりました。しかし、木陰にある散乱光は、日焼けを起こす紫外線量と比べればずっと少ない量です。夏の外出では、安心して木陰で一休みをしてください。

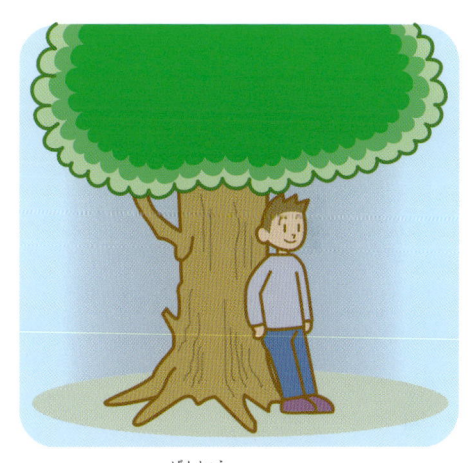

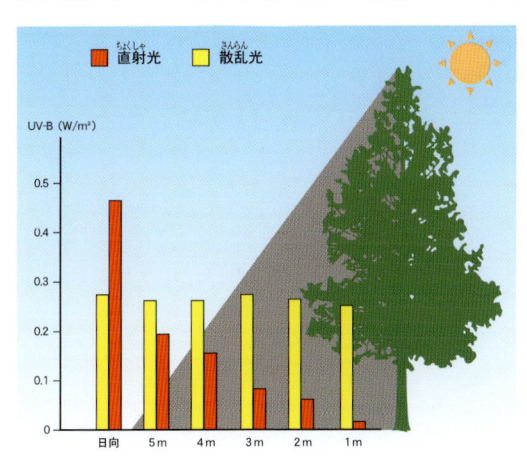

上手な日傘の利用法 （黒は避け、白で反射させよう）

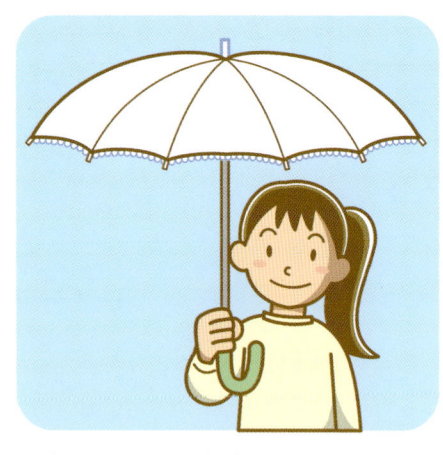

日傘は、最も簡単にできる紫外線防御法です。しかし、困った防御法がはやっています。黒い傘をさしている人、帽子をかぶってその上黒い傘をさしている人、さらに、黒い傘をさして自転車に乗っている人たちです。

日傘をさす本来の目的は、日射よけです。日射は前に説明したとおり、直射光です。直射光である日射は、日傘で完全にカットできます。しかし、散乱光である紫外線は傘の下にも回り込むので50％程度しかカットできませんが、50％カットできればそれで良いのです。普通の日傘をさしていれば日焼け（サンバーン）などは決してしません。また、黒と白の日射と紫外線のカット効率は、黒でも白でもほとんど同じです。日射は、黒でも白でも100％近くカットされます。紫外線は、黒も白も50％程度のカット効果です。色が黒という意味は、目に見えるすべての色を吸収するということです。さらに熱線である赤外線も吸収しますから、傘の下は涼しく感じます。しかし、真夏の強力な熱線を吸収すると生地は傷みますし、色もあせます。

一方、色が白という意味は、目に見える可視光線をすべて反射するということです。厚手の生地なら熱線も通しませんから、傘の下は涼しく感じられます。高温多湿の日本では、見た目にも暑苦しい黒は避けてクールで清潔感のある白で夏を過ごしてほしいと思います。自転車に乗って日傘をさすのはご法度です。自分だけでなくほかの人にも危険です。適当なつばのある帽子をかぶって自転車には乗ってほしいものです。

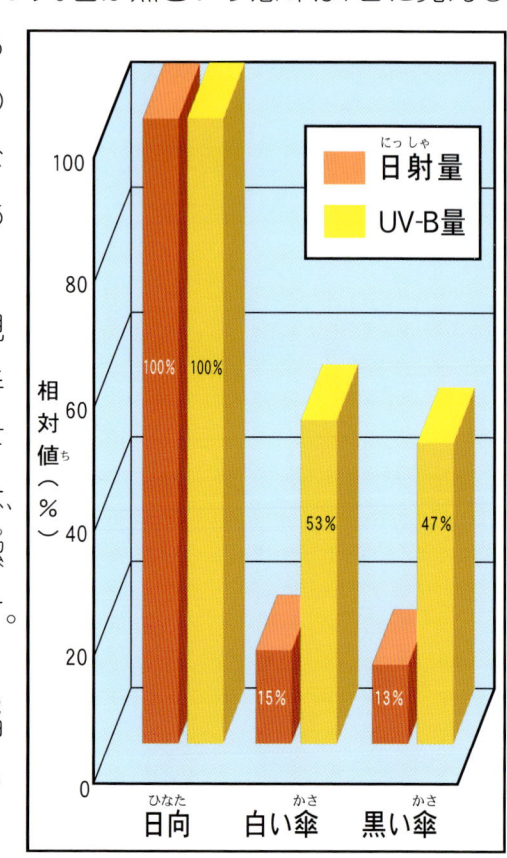

日焼け止めクリームを上手に使う（時々塗りなおそう）

　天気予報で提供されるUVインデックスを参考にして、日常生活や学校生活、レジャーなど、できるだけ午前10時から午後2時の間の日差しの強い時間帯の屋外活動を避けましょう。帽子、衣服などで遮光するなどの注意は当然必要ですが、最後の砦としてサンスクリーン剤塗布があります。

　日焼け止めの強さを表すのにSPF（Sun Protection Factor）という指標があり、この数字が大きい程、紫外線を遮断する力が強いわけですが、この数字をあまり過信してはいけません。最近は30とか50とか、やたらとSPFの値が高いものが売られているようですが、実際の効果は日常生活では10程度、強い日差しの屋外でも30程度で十分です。生活のシーンに合わせて、適切なSPF値の日焼け止めを選ぶことが大切です。

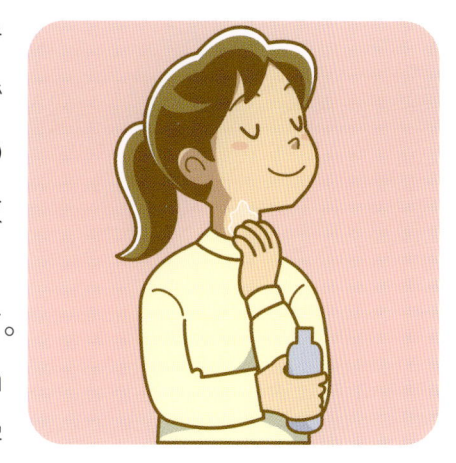

　もう一つ気をつける点は、SPFは波長の短い紫外線UV-Bに対する効果についてのみの値です。確かに紫外線は波長が短いほど皮膚にとっては害になり、日焼けや皮膚がんを引き起こす主な波長はUV-Bで、波長の長いUV-Aはこれまであまり悪さはしないと信じられていました。しかし、UV-Aは量的に非常に多く降り注いでおり、UV-Bによる害を増長したり、また、皮膚の深部にまで達することで、やはり害作用を持つことが分かってきたのです。最近、UV-Aを遮断するように工夫された日焼け止めが出てきました。PA（Protection grade of UV-A）という表示で、1プラスから3プラスの3段階でUV-Aを遮断する効果が表示されています。日焼

健常者におけるサンスクリーン剤使用の目安

条件	作用波長	SPF	PA	備考
日常生活	UV-B, UV-A	5	＋	光老化防止
軽い屋外活動、ドライブなど	UV-B, UV-A	10	＋＋	サンバーン、光老化防止
晴天下のスポーツ、海水浴など	UV-B, UV-A	20	＋＋＋	サンバーン、光老化防止 耐水性のあるもの
熱帯地方での屋外活動	UV-B, UV-A	30以上	＋＋＋	サンバーン、光老化防止 耐水性のあるもの

紫外線と上手につきあおう

け止めを買う時にはSPFとPAについて考えましょう。

　サンスクリーンの紫外線遮断性能は、それを2mgまたは2μL/cm²の量を塗布して測定されています。しかし、消費者は0.5mg/cm²程度しか塗っていないようです。このように薄く塗ってしまえばラベルに表示されているSPFの20～50%程度の効果しか得られません。塗り残しや塗りむらを避け、十分な量を塗るために、重ね塗りをすることが推奨されています。そうすると1回塗りに比べて2.5倍の防御能を示します。一般的にサンスクリーンは顔や片腕でそれぞれ真珠の粒2個分くらい、または乳液タイプでは500円硬貨大の塗布が推奨されています。

　塗布部位は顔面では耳のまわりを忘れず、おでこや手の甲にもきちんと塗りましょう。海水浴などでは背中は塗れないので、だれかに塗布してもらうことも大切です。さらに泳いだり、汗をかいたりしてはがれ落ちることが多いのです。近年のサンスクリーン剤は耐水性も考慮されており、たとえ水に浸かってもさほど遮断能力に変化はないようです。タオルでふくなど擦れて落ちた分を補うため2～3時間ごとに重ね塗りをした方がよいでしょう。

　よくある質問として小児には子ども用として特別なサンスクリーンを使う必要が

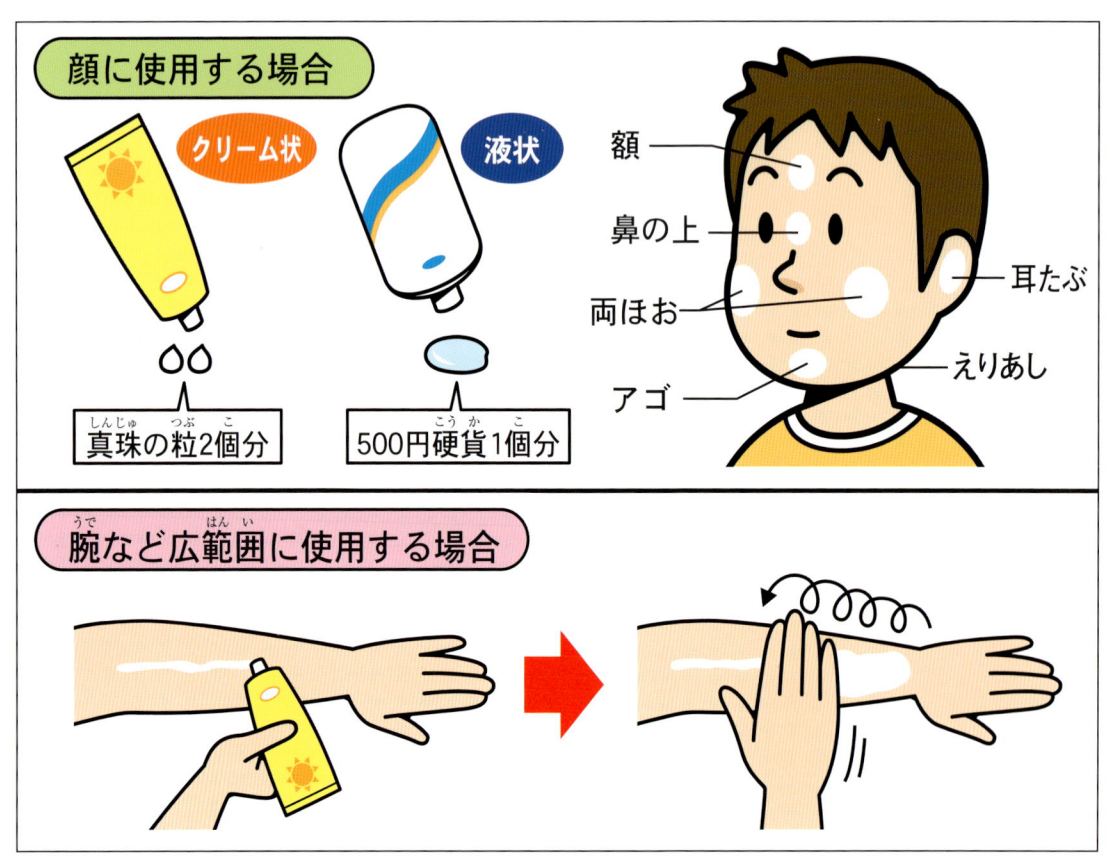

顔に使用する場合

クリーム状 — 真珠の粒2個分
液状 — 500円硬貨1個分

塗布部位:額、鼻の上、両ほお、アゴ、耳たぶ、えりあし

腕など広範囲に使用する場合

あるのかということですが、一般用を使って特に問題はないでしょう。実際、小児用として日本で売られているものは、成人用と比べて吸収剤を使わず散乱剤のみで作られ、配合成分量を減らし、多少保湿作用を加えた程度です。一般的に吸収剤は皮膚傷害を生じやすいと信じられていますが、実際は極めてまれであり、情緒的な思い込みや広告によるイメージの刷り込みが大きく、母親は肌に優しい、安全であるというキーワードで、小児用と表示されたものを求める傾向があります。しかし、アメリカ、オーストラリアなどでは、小児用でも吸収剤を使用した製品は多数販売されており、塗布範囲や量が明瞭に分かる青や緑に着色されたものも多いのです。要は紫外線をきちんと遮断することが、第一であるというスタンスが大切です。

【Point】UVインデックスは日焼け予防の指標

オーストラリア・ニュージーランド生まれのUVインデックス（UV Index：紫外線防御指数）は、人に日焼け（サンバーン）を起こす紫外線量をだれでも分かるように色で表示します（下表）。天気予報と一緒に、UVインデックスを利用する習慣を身につけましょう。また、屋外での体育時間、プール使用時間帯の設定などにも活用しましょう。なお、真夏にはUVインデックスと一緒に熱中症予防にも気をつけましょう。UVインデックスは携帯型の紫外線測定器UV-MONIを使って簡単に計測できます。

UVインデックス	カラーコード	程度	その内容
1	緑	弱い	安心して屋外で過ごせます。
2			
3	黄	中程度	日中はできるだけ日陰を利用しましょう。できるだけ長袖シャツ、帽子、日焼け止めクリームを利用しましょう。
4			
5			
6	オレンジ	強い	
7			
8	赤	非常に強い	日中の外出はできるだけ控えましょう。外出する時は必ず長袖シャツ、帽子、日焼け止めクリームを利用しましょう。
9			
10			
+11	紫	極端に強い	

注：気象庁では、国内3か所でのUV-Bスペクトル実測値を元にUVインデックスの全国マップを毎正時、公表しています。（http://www.jma.go.jp/jp/uv/）。

また、独立行政法人国立環境研究所の地球環境研究センターでは、国内約30か所の研究機関、大学などと共同で有害紫外線モニタリングネットワークを構築しています。

洗濯用洗剤の蛍光を使ったUVカット実験1
日焼け止めクリームの紫外線（UV-A）カット効果を調べよう

合成洗濯用洗剤には、黄ばんだ衣類を白く見せるため、眼に見えない紫外線を吸収して青紫の光（蛍光）を出す「蛍光増白剤」が含まれているものがあります。この洗濯用洗剤の出す蛍光を利用して日焼け止めクリームのUVカット効果（PA）を調べてみましょう。

注意：ブラックライトを直視したり、長時間見続けると眼を痛めますので、絶対にやめましょう。

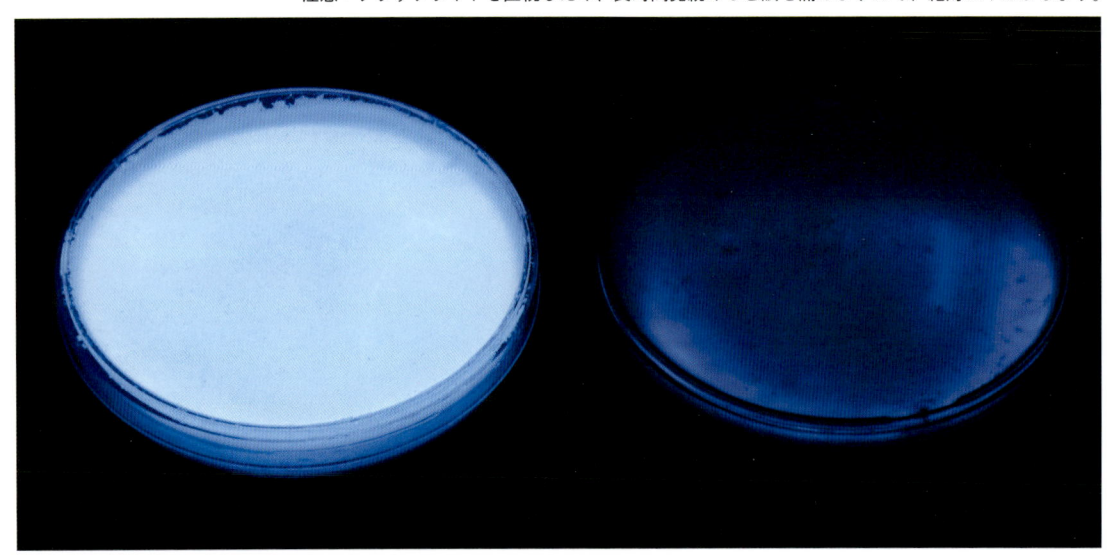

ふたに日焼け止めクリームを塗っていない左側のシャーレは、ブラックライトからの紫外線（UV-A）を吸収して青紫の光（蛍光）を出します。右側のシャーレは、日焼け止めクリームがUV-Aを吸収してしまうため、蛍光はほとんど出ず暗くなっています。

用意するもの

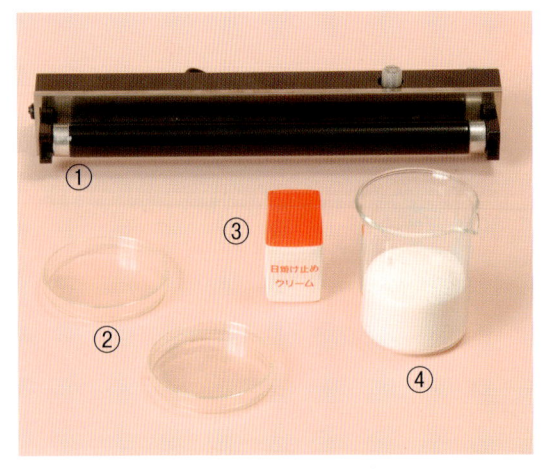

①ブラックライト ②シャーレ ③日焼け止めクリーム ④洗濯用洗剤

洗濯用洗剤の蛍光

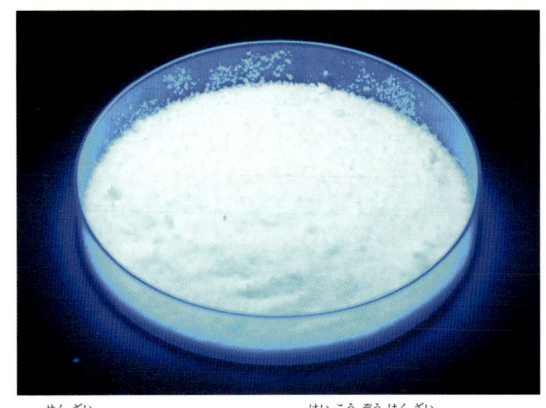

洗剤に配合されている蛍光増白剤がUV-Aを吸収して青紫の光を出します。快晴日の太陽光下でも蛍光は確認できます。

実験の手順

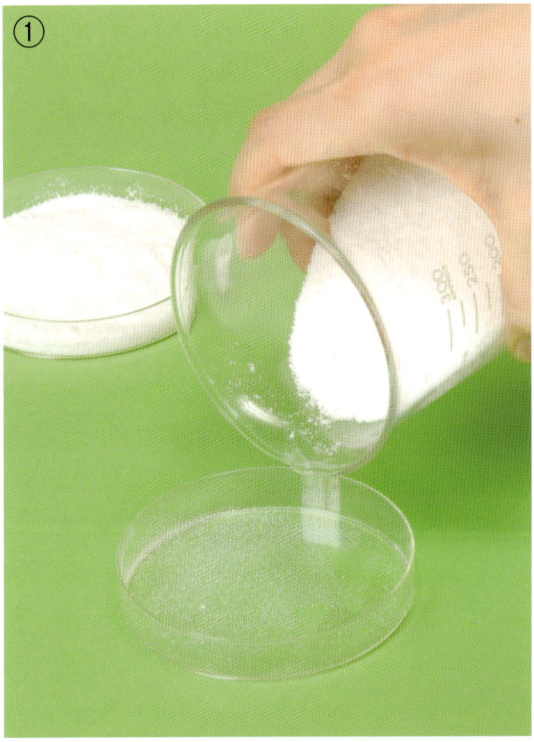

①

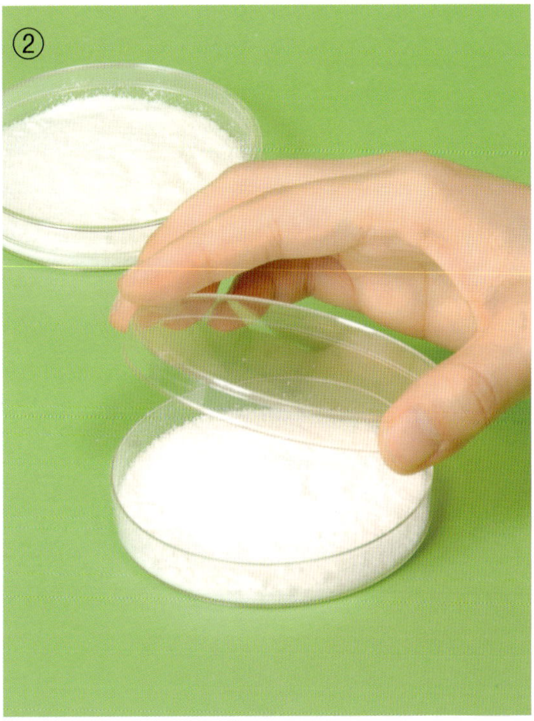

②

シャーレを2個用意して、それぞれのシャーレに適量の洗剤を入れて（写真①）、ふたを閉めます（写真②）。

片方のシャーレのふたの上に、500円硬貨ぐらいの日焼け止めクリームを取り出して（写真③）、指を使ってシャーレのふたに均一になるように塗ります（写真④）。

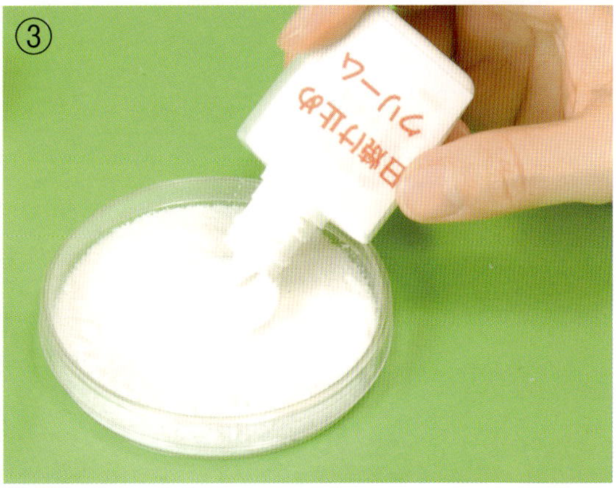

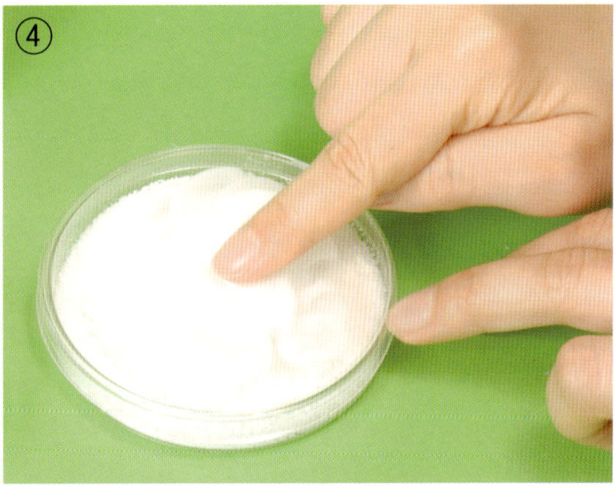

③

④

2つのシャーレにブラックライトの光を当てて、日焼け止めクリームが塗ってあるシャーレと塗っていないシャーレの違いを観察してみましょう（写真⑤）。

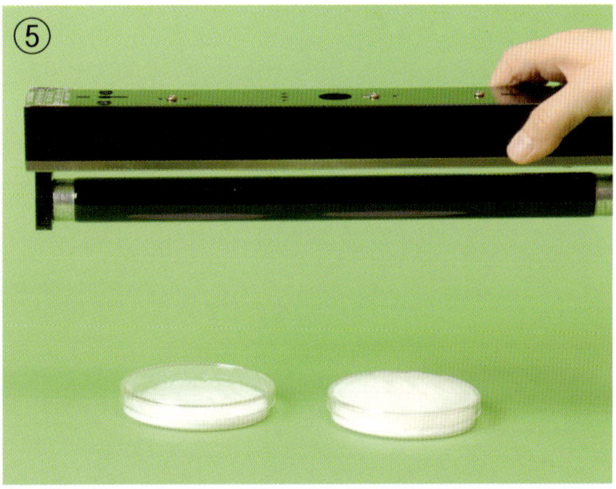

⑤

紫外線と上手につきあおう

洗濯用洗剤の蛍光を使ったUVカット実験2
メガネの紫外線カット効果を調べてみよう

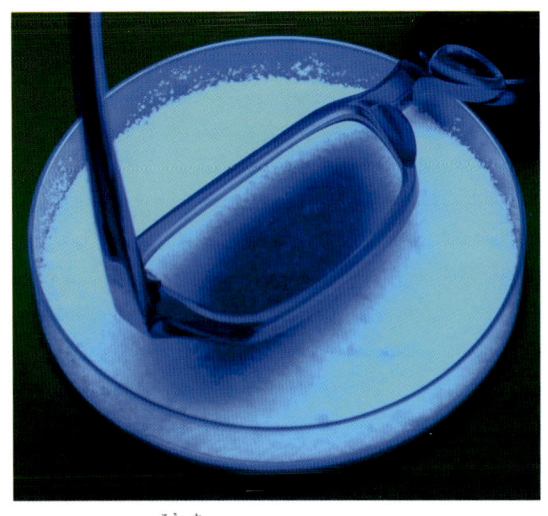

眼に有害な紫外線を透過させないように最近のメガネにはUVカット加工がされています。自分のメガネの紫外線カット効果を調べてみましょう。ここでは、UVカット加工品と加工されていないメガネで洗剤からの蛍光がどう違って見えるかを比較しました。

（※ブラックライトの代わりに太陽光でも試してみましょう）

〈UVカット効果が大きいメガネ〉
メガネレンズの下の洗濯用洗剤にはメガネの暗い影ができています。紫外線がレンズに吸収されて透過しなかったのです。

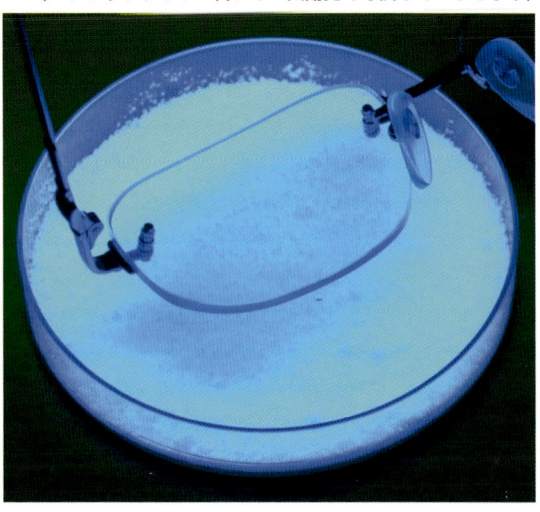

〈UVカット効果が小さいメガネ〉
メガネレンズの下の洗濯用洗剤の部分は少し黒ずんで見えますが、紫外線が当たっている周囲とほとんど同じ明るさです。紫外線がレンズを透過しているのです。

用意するもの

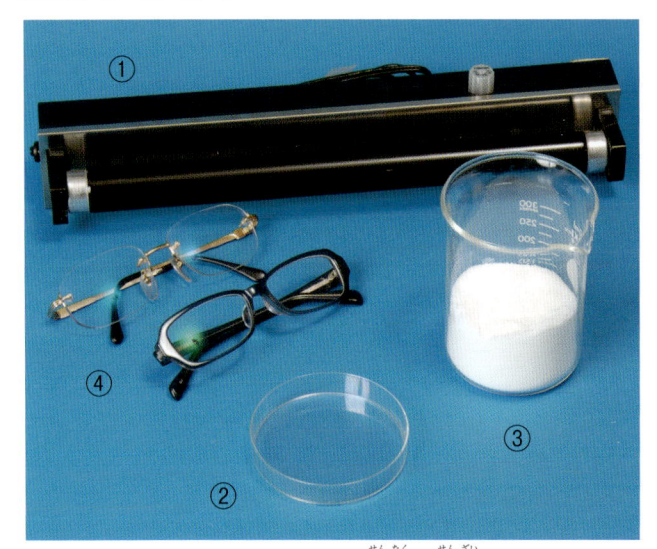

①ブラックライト ②シャーレ ③洗濯用洗剤 ④UVカットが比較できるメガネ

実験の手順

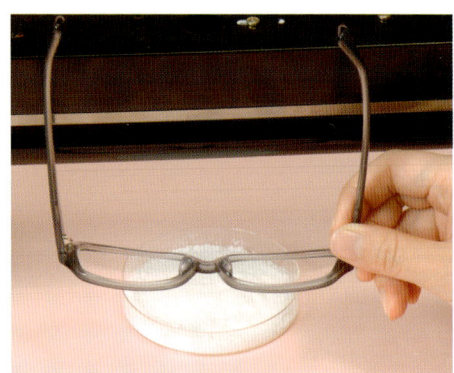

実験1で使った洗濯用洗剤が入っているシャーレのふたを取り除き、ブラックライトの下に置きます。ブラックライトとシャーレの間に、試すメガネをかざしてブラックライトを点灯します。

ブラックライトの蛍光実験
包帯や三角巾などの救急用品に紫外線を当ててみよう

ケガや病気の時の手当のために、家庭や保健室などには、包帯や三角巾、マスクなどが救急用品として常備されています。これらにブラックライトを当てるとどのようになるか調べてみました。

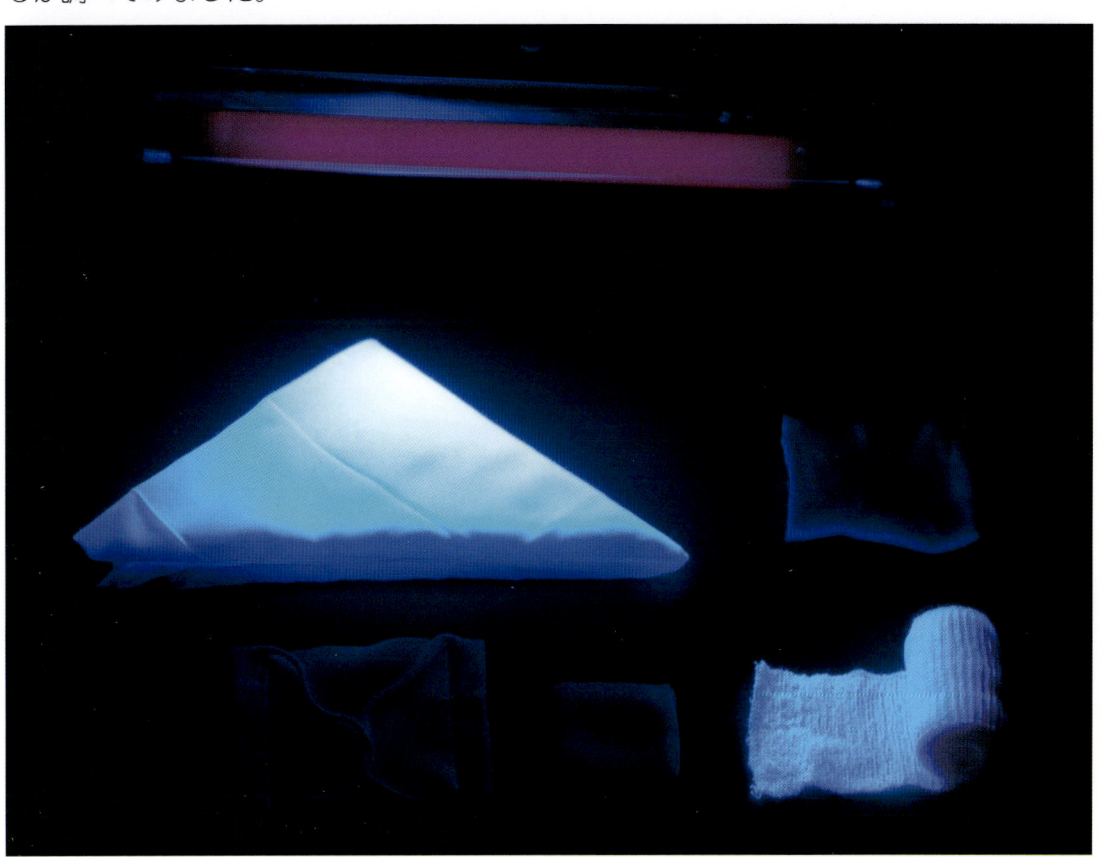

　ブラックライトを当てると包帯と三角巾は、紫外線を吸収して青紫の光を出しましたが、ガーゼとマスク、脱脂綿は光りませんでした。
　このことから包帯と三角巾には、蛍光増白剤が入っていて、ガーゼやマスク、脱脂綿には、蛍光増白剤が入っていないことが分かりました。

※包帯や三角巾には、蛍光増白剤が入っていないものもあります。

用意するもの

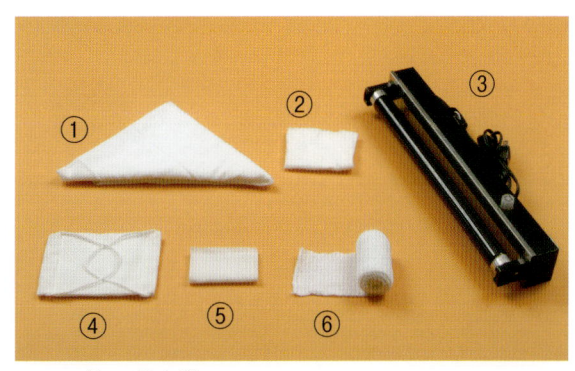

①三角巾　②脱脂綿　③ブラックライト　④マスク　⑤ガーゼ　⑥包帯

紫外線と上手につきあおう

紫外線と上手につきあおう

【Point】自分の身長で確かめよう、太陽紫外線を防ぐ目安

　過剰の紫外線が日焼けや白内障の原因になることを学びました。では、どうやって過剰の紫外線を防げばよいのでしょうか。簡単な方法をここで考えてみましょう。

　私たちは、太陽が照っている時には日向が明るく、日陰は暗いことを知っています。だれでも自分の影を見たことがあるでしょう。過剰の紫外線は、太陽が頭上近くに位置する時、つまり大気の厚さが薄くなる時に強さを増します（13ページ参照）。37ページに示したように、太陽の方向に顔を向けている場合、顔が浴びる紫外線量は正面、頭上、側面、後頭部と場所によって違います。

　ところが太陽高度が50度を超えると、顔が浴びる紫外線の量は方向に関係なく同じになります。つまり、太陽高度が50度以上では、紫外線は周囲から同じように届くことになります。太陽高度45度で、自分の影の長さは身長と同じになるはずです。

　自分の影が身長より短くなったら紫外線に注意です。これが簡単な紫外線防御の目安です。1年間を通して、南中（正午近く）に太陽高度が50度以上になる日は、日本の中緯度帯では、3月初旬から10月初旬。時間帯では、一番日が長い夏至では9：00から15：00です。このような時期の快晴日には、自分の影を見てしっかりと紫外線対策をしましょう。

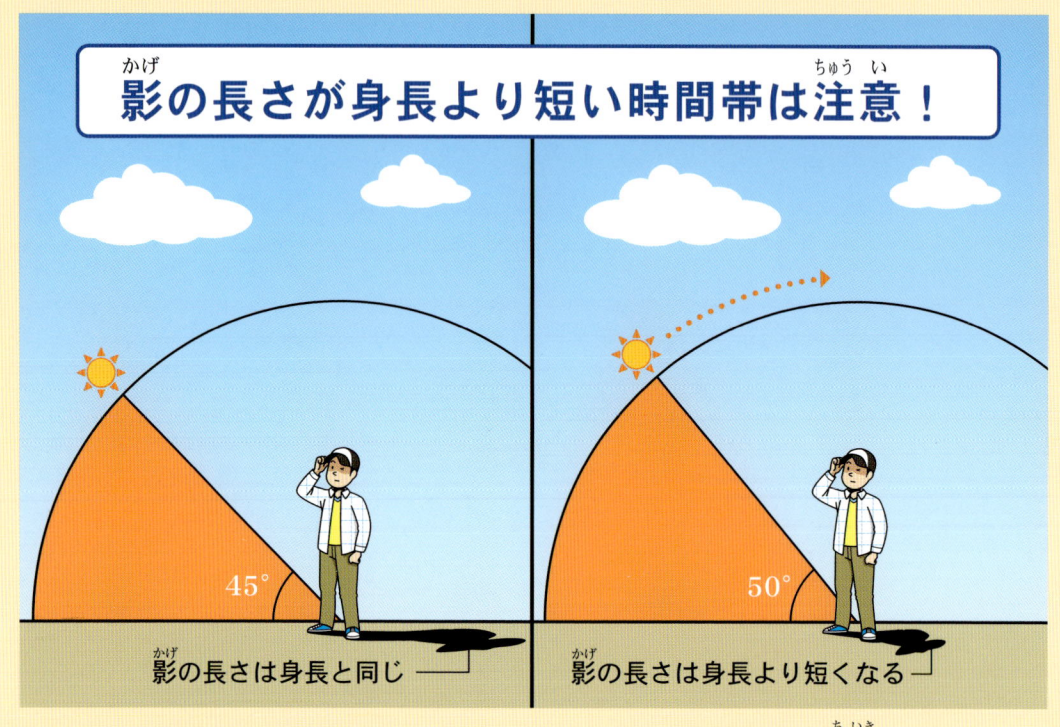

影の長さが身長より短い時間帯は注意！

45°　影の長さは身長と同じ

50°　影の長さは身長より短くなる

※太陽高度は理科年表で調べることができます。自分の住んでいる地域の1年間の太陽高度の変化について調べてみましょう。

登下校、休み時間の紫外線対策

登校時間（7：20〜8：20）

　日本のどの地域でも、季節を問わず、UV-Bは弱いので、帽子をかぶっていれば日焼け（サンバーン）しません。しかし、UV-Aは朝でも強いので、光線過敏症になりやすい人や、なっている人は帽子だけでなく、必ず長袖のシャツと長ズボンの着用が必要です。

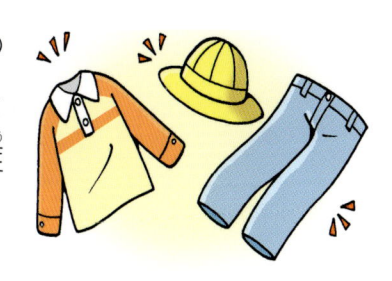

下校時間（15：00以降）

　地域ごと、季節ごとに紫外線の量が変わります。しかし、16：00過ぎの下校なら朝の登校時間と同じ考え方で大丈夫です。

　気温が高いと紫外線の量も多いと思いがちです。しかし、熱さと紫外線の量とは無関係です。暑い夏には紫外線の防御対策をするのに、春や秋は涼しいので忘れる人が多くいます。地域、季節時間をよく考えて、紫外線対策をしてください。

　紫外線対策が必要な時間帯は、UV-Bは10：00から14：00の間です。UV-Aは日が出ている間です。昼休みや屋外活動がこの時間帯にある場合には、十分な紫外線対策をしてください。帽子と長袖シャツ、長ズボンが必要です。素肌を太陽紫外線にさらさない工夫をしてください。必要に応じて日焼け止めクリームも利用しましょう。

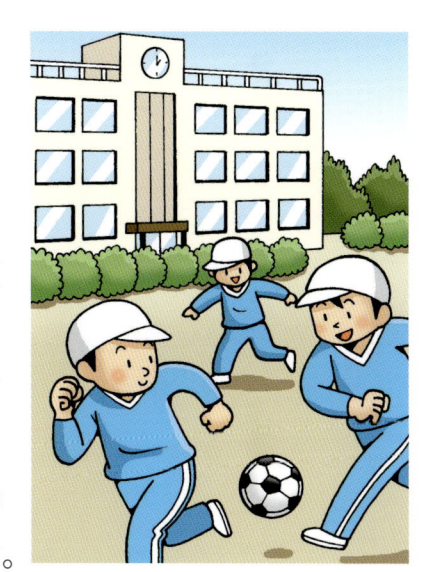

ご両親・養護教諭の方へ

　日中の屋外活動では、必ず過剰の紫外線と赤外線を防御するようにご指導ください。過剰紫外線の防御の決め手は、自分の影の長さが身長より短くなったら日陰に入るように勧めることです。この時、太陽高度は50度を超えようとしています。太陽高度が50度以上では、紫外線防御は必須事項です。帽子も日傘も移動可能な日陰です。この利用を勧めてください。

紫外線と上手につきあおう

太陽紫外線との上手なつきあい方

1 屋外では過剰の紫外線から肌と眼を守る習慣をつけよう

紫外線を素肌に浴び過ぎると、ヤケドのような日焼け（サンバーン）を起こします。日焼けを繰り返すと、おとなになってから皮膚がんになったり、免疫機能が低下して感染症にかかりやすくなったりします。

また、帽子もかぶらず、日陰も利用しないで紫外線を浴びていると、白内障にかかる危険があります。

日向でのコンピュータゲームや携帯電話の使用は厳禁です。反射する紫外線が眼を傷めます。

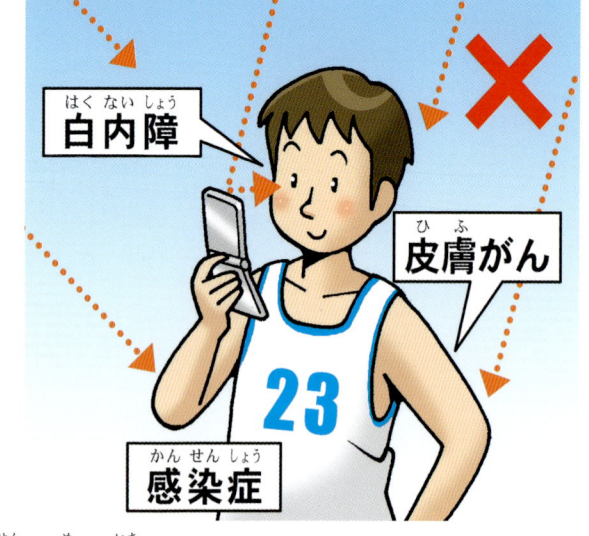

UVインデックスが6以上の時間帯には、屋外活動を控えましょう。

2 上手に紫外線を防ぐ方法

紫外線の少ない早朝や夕刻には、紫外線を防御する必要はありません。日中には過剰の紫外線を浴びないようにすることが重要です。過剰な紫外線を防ぐ"基本"は、肌と眼を太陽紫外線にさらさない工夫をすることです。

①長袖のシャツや上着を着ること
②つばの長さが7cm以上の帽子をかぶること
③サングラスをかけること
④日焼け止めクリームをつけること
⑤屋外に行く時にはUVインデックスを必ずチェックし、日陰を上手に利用すること

日陰でも散乱する紫外線は入り込みます。しかし、サンバーンを引き起こしたり、白内障になるような紫外線量はありません。安心して過ごせます。

⑥おとなは、日傘の利用も考えること

日傘は移動する木陰と考えましょう。

なお、真夏の昼間に着る長袖のシャツや上着、あるいは帽子に黒色は禁物です。"黒"とは、目に見える色が全部吸収されるという意味です。黒は紫外線も吸収しますが、さらに熱線といわれる赤外線も吸収します。そのため黒を着ると熱がこもり、体温を上昇させます。日本の夏は高温多湿です。体温が上がって、発汗が悪くなると熱中症にかかりやすくなります。黒い帽子をかぶって、頭部に熱がこもっては困ります。頭部は涼しく爽快にしておく必要があります。また、黒生地は赤外線で傷められ、さらに褪色も早まります。

日本の夏の屋外活動には、"白"がお勧めです。それも少し厚手で、綾織の布。紫外線を吸収し、紫外線・可視光・赤外線を反射する白がお勧めです。夏と秋の屋外スポーツ・登山などには、必ず帽子をかぶりましょう。帽子の表は白が最適です。裏側は日陰になるので色は白でもいいのですが、色つきにすれば反射・散乱を気にする必要もなくなります。シャツのえりも色つきにして顔への反射・散乱を軽減する工夫もよいでしょう。帽子のつばが日陰を作るので、サングラスは必要に応じて活用しましょう。

③夏の日中には、屋外活動・外出を控え、休息を

夏の日中は紫外線が強いだけでなく、赤外線も強いため気温も高いのです。屋外活動をすると日焼けをするだけでなく、発汗によって身体の水分とともにミネラルなどが失われ、体力が消耗します。

無防備に屋外で過ごすと、日焼けをするだけでなく熱中症にもかかります。体力消耗を避け、日焼けと熱中症予防のために、夏の日中には屋内で休息しましょう。

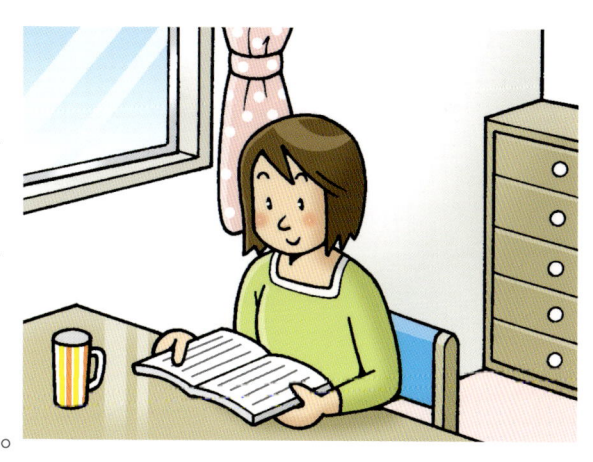

④自分の皮膚タイプを知ろう

私たちの皮膚は、38ページの表のように"皮膚タイプ＝日焼けしやすさ"で分類することができます。これまでの生活を考えると自分はどのタイプかおおよそ見当がつくでしょう。あるいは両親に尋ねるか、皮膚科医に尋ねて自分の皮膚タイプを

知っておきましょう。自分の皮膚タイプ（スキンフォトタイプ）を元に、紫外線防御対策をしましょう。

日本人に多いスキンフォトタイプはⅢで、真夏の晴れた日中に20〜25分で日焼け（サンバーン）するといわれています。しかし、スキンフォトタイプⅠの人は5分で日焼けしますから、自分のスキンフォトタイプを知ることは大変重要なのです。

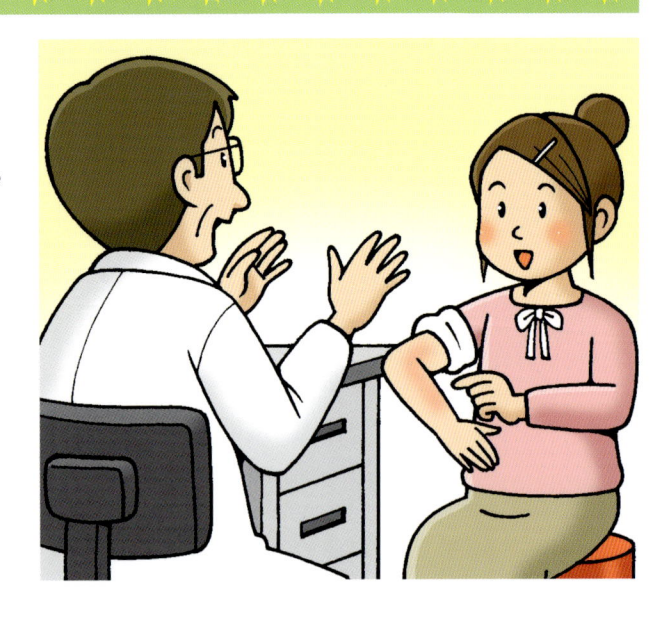

5 紫外線に負けない健康な身体を作ろう

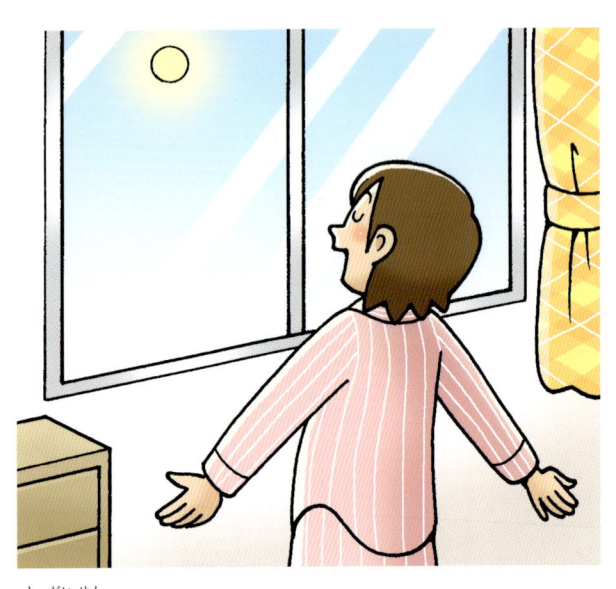

早朝、朝日を浴びながら深呼吸を

私たちに備わっている体内時計は約25時間です。朝、目覚めとともに太陽の光を浴びると、体内時計が1日24時間の地球時間にリセットされます。その時に、深呼吸をして新鮮な空気を体内に取り込み、頭脳を目覚めさせましょう。

朝の起床時間は、6時から7時ぐらいの間です。この早朝の時間帯の紫外線は、日焼けなどは決して起こさない強さです。朝起きたら太陽をいっぱい浴びて深呼吸するのは、身体にとって非常に良いことなのです。

朝食は必ず食べよう

朝食を食べることは快適な1日を過ごすための必要条件です。しっかりした朝食を食べると気力も体力も充実します。

和食　洋食

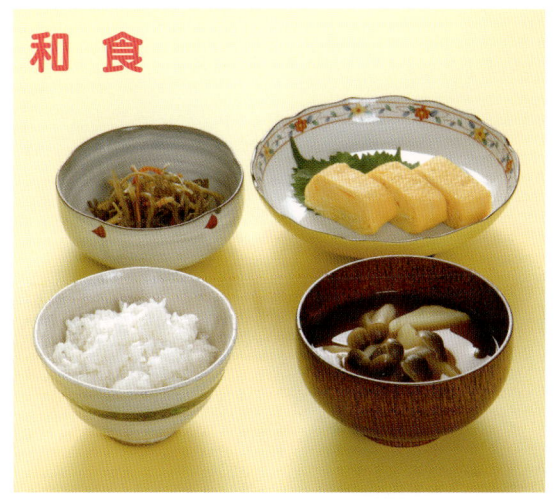

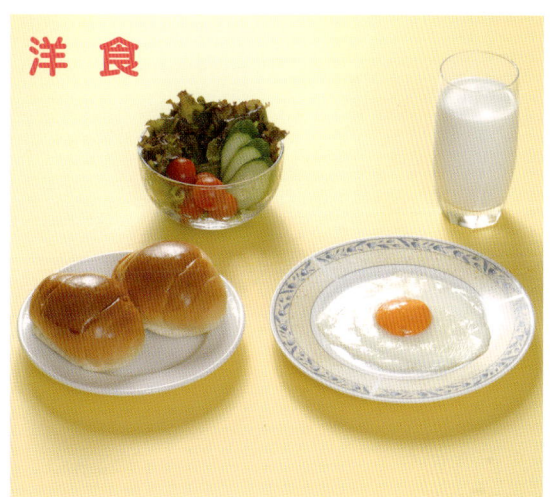

朝食は、上手に組み合わせてバランス良くとるように心がけましょう。

　主食：ご飯やパンなどの炭水化物、副菜：緑黄赤のビタミン豊富な野菜、魚・肉・卵・豆類などのタンパク質などバランスの良い食事を心がけましょう。1日32品目の食品を食べるように努力しましょう。

夕食は就寝2時間前までに食べよう

　胃の活動がおさまり、快適な睡眠をとるために、早めに夕食をとる食習慣を身につけておきましょう。

就寝は22時前としましょう

　睡眠時間は短か過ぎても、長過ぎても身体の活動リズムに悪い影響を与えます。夜更かしはやめましょう。

真夏の屋外活動時には、熱中症予防の水分補給が必要

　水分補給は大切ですが、飲みすぎは禁物です。1日の水分摂取量は、おとなで約2.5ℓ。食事から1ℓ、体内で作られる水0.3ℓ、飲み水から1.2ℓ（夏場は飲み水の量は2ℓ）です。水分補給の基本は、3度の食事からです。

　水分補給にならない飲み物は、利尿作用の大きい飲み物です。例えば、含有量4％以上のアルコール類、カフェインを含むコーヒーやお茶などです。麦茶やそば茶は利尿作用がないのでお勧めです。熱中症にならないよう、上手に水分補給をすることが大切です。汗をたくさんかいた時は、塩分やミネラル不足を引き起こすこともあるので、その時は必要に応じて、スポーツドリンクなどで補給しましょう。

太陽紫外線についての調べ先一覧表

全国の紫外線情報（紫外線予報）

気象庁
http://www.jma.go.jp/jp/uv/

（財）日本気象協会
http://www.jwa.or.jp/
http://tenki.jp/indexes/uv_index_ranking/

（株）ウェザーニューズ
http://weathernews.jp/cww/docs/uv/

紫外線観測情報

（独）国立環境研究所
http://db.cger.nies.go.jp/gem/ozon/uv/uv_index/index.html

気象庁
http://www.jma.go.jp/jp/uv/

有害紫外線モニタリングネットワーク
http://db.cger.nies.go.jp/gem/ozon/uv/index.html

紫外線の健康影響など

（社）日本皮膚科学会
http://www.dermatol.or.jp/

海外の紫外線関連ホームページ

世界保健機関（WHO）
http://www.who.int/uv/en

世界気象機関（WMO）
http://www.wmo.ch/pages/index_en.html

さくいん

DNA	9,23,24,25,31
DNA修復傷害	27
DNA損傷	12,24,31
PA	45,46
SPF	45,46
UV index	47
UV-A	6,7,9,10,12,13,14,22,23,24,31,32,33,37,41,45,48,53
UV-B	6,7,9,10,12,13,14,15,21,22,23,24,31,33,36,37,41,44,45,53
UV-C	7,9,12,22
UVインディックス	45,47,54
UVカット加工	50
UVの種類	12
悪性黒子型黒色腫	32
アポトーシス	19,23,24
アレルギー性接触皮膚炎	20
遺伝	27
遺伝子	24,25
遺伝子異常	27
遺伝情報	25
ウイルス	18,26
エーロゾル	15,36
エラスチン線維	21
塩基	24
屋外活動	53,55
オゾン	9,10,11,13,14
オゾン層	7,9,10,11,12,13,22
外因性光アレルギー性、光毒性	27
化学物質	20,26
角化細胞	19,23,30
角層	19
角膜	33,34
角膜炎（雪眼）	12
角膜炎・結膜炎	33,42
角膜病変（結節性帯状角膜症）	34
角膜浮腫	34
可視光	6,7,42,43,55
可視光線	6,7,15,19,27,44
活性酸素	27,39
活性酸素種	23,31
カット効率	44
カラーコード	47
硝子体	33
顆粒層	19
カルシウム	12,21
がん遺伝子	32
眼球	33
眼球結膜（白目）	34
間欠的大量曝露	32
がん細胞	20,25,26,32
感染症	26,54
肝臓	21,27
眼痛	34
がん抑制遺伝子	24,25,32
基質	30
基底細胞	19,20
基底細胞がん	32
基底層	19,20
キャップタイプ	40
吸収・反射・散乱	13
急性的な影響	22
強膜（白目）	33
曇りや雨の日の紫外線量	14
蛍光増白剤	48
結膜充血	34
ケラチン	19
膠原線維	20,34
抗原提示	20
光合成	6,8,9
虹彩	33,38,43
虹彩炎	34
光線過敏型薬疹	27,28
光線過敏症	12,25,27,40,53
光線過敏症の好発年齢	28
光線性弾性線維症	21,30
酵素欠損による代謝障害	27
後のう	33

紅斑	12,23	遮光	45
紅斑反応	40	遮光眼鏡（サングラス）	42
骨髄性プロトポルフィリン症	28	種痘様水疱症	27,28
骨軟化症	21	腫瘍免疫	20
コラーゲン合成	39	傷害	23,27
コラーゲン線維束	21	傷害作用	22
細菌	18,26	視力障害	34
サイトカイン	21	しわ	12,18,29,30
細胞	19,20,23,24,25,32,39	侵襲刺激	18
酸化的損傷	31	腎臓	21
サンスクリーン	21,45,46	人体への健康障害	18
サンタン	12,20,22,25,38	新陳代謝	19
サンバーン	12,15,18,22,23, 25,38,44,45,47,54,56	真皮	18,19,20,30
		水晶体	33,34
散乱	40,42,43,55	スキンフォトタイプ	38
散乱光	15,36,37,43,44	スキンタイプ	38
散乱する紫外線	40,54	成層圏	7,9,10,13,22
紫外線	6,7,9,12,13,14,15,16,18,19, 20,21,22,23,24,25,26,28,29, 30,31,32,33,34,36,37,38,39, 40,41,42,43,44,45,46,47,48, 50,51,52,53,54,55,56	生物・人体影響	12
		赤外線	6,7,15,19,40,42,53,55
		雪面	37,41,42
		繊維芽細胞	21,30
		繊維性タンパク	19
		繊維成分	20
紫外線傷害	22	前がん症（日光角化症＋悪性黒子）	18
紫外線照射	9,21,38	先天的異常	25
紫外線対策	52,53	前のう	33
紫外線対策に有効な栄養素	39	大気層	9,13
紫外線とビタミンD	21	代謝異常	27
紫外線と皮膚がん	31	代替フロン	10
紫外線によるDNA損傷	24	体内時計	8,56
紫外線による健康障害	18	太陽光	6,8,10,13,18,23,31,33,36,56
紫外線による眼の急性障害	33	太陽高度	13,14,15,37,40,52
紫外線による眼の慢性障害	34	太陽紫外線	10,12,13,14,15,36,40,52, 53,54
紫外線曝露	31,32,34		
紫外線防御	25,36,37,38,40,41,42,43,44, 47,52,53,54	太陽紫外線を防ぐ目安	52
		太陽スペクトル	6,47
紫外線防御の基本	40	多型日光疹	27,28
紫外線量	13,36,37,40,43,47,52,53,54	たるみ	12,29,30
色素細胞	19,20,25,30	単純ヘルペス	25
色素性乾皮症	25,27,28	弾性繊維	20,30
視細胞	33	タンパク質	23,34,57
湿疹	28	タンパク分解酵素	30
しみ	12,18,29		

索引語	頁
淡明層	19
中緯度帯	13,52
直射光	15,40,43,44
直射紫外線量	37
チロシナーゼ遺伝子	25
糖	20
透過	50
透過率	41
瞳孔	33,34,43
塗布範囲	47
長袖シャツ	40,47,53,55
日光角化症	31,32,38
しみ（日光黒子）	30
日光じんま疹	27,28
日射	6,15,40,43,44
日本人の皮膚タイプ	38
乳液タイプ	46
布地	41
熱中症	6,36,42,55,57
白内障	12,15,18,34,52,54
肌	32,40,47,54
波長	7,12,15,22,23,28,36,45
発汗	55
バランスの良い食事	57
反射・散乱	36,41,42,55
晩発性皮膚ポルフィリン症	28
日陰	43,47,53,54,55
日傘	40,44,53,54
光アレルギー性	28
光毒性	27,28
光接触皮膚炎	27,28
光老化	29,30
光老化防止	45
ビタミン	39
ビタミンD	21
ビタミンD3	12,21
日向	44,54
皮膚	18,19,20,21,22,25,26,28, 29,30,31,32,38,39,45,55
皮膚がん	12,18,25,29,31,40,45,54
皮膚細胞	18,23,31
皮膚障害	22,47
皮膚タイプ	38,55
皮膚の構造	18,19
皮膚の新陳代謝	39
皮膚の日焼け	34
皮膚反応	27,38
皮膚への影響	22
日焼け	12,20,22,38,40,45,52,53,54,55
日焼けサロン	32,33
日焼け止め	38,40,45,47,48,54
病原体	20,26
表皮	18,19,20,21,30
ピリミジン2量体	24
プラスチックレンズ	43
フロン（ガス）	9,10
帽子	38,40,41,42,44,45,47,53,54,55
骨の形成異常	21
ポルフィリン症	27
慢性光線性皮膚炎	27,28
ミネラル	39,55,57
眼	18,33,54
メガネ	50
眼の構造と働き	33
眼の紫外線障害	42
眼への影響	33
メラニン	19,20,25,30,38,39
メラニンキャップ	19,20
メラニン色素	19,25,38,39
免疫〈機〉能	12,18,20,26,39,54
有害紫外線	9,36,50
有棘細胞がん	32
有棘層	19,20
雪眼	18,33,42
翼状片	18,34
ランゲルハンス細胞	19,20,26
乱視	34
良性腫瘍（脂漏性角化症）	18
リン	12,21
リンパ節	20,26
老人性白内障	34
老人斑	18

《参考文献及び出典》

● 「紫外線環境保健指導マニュアル」環境省 2008

● 森田明理 編「1冊でわかる光皮膚科」文光堂刊 2008

● 市橋正光 編「皮膚の光老化とサンケアの科学」フレグランスジャーナル社刊 2006

● 市橋正光「紫外線Q&A」シーエムシー出版刊 2002

● 宗像伸子 監修「やさしくわかる栄養の本」技術評論社刊 2006

● 五明紀春 監修・古川知子 料理「食材健康大事典」時事通信出版局

● 佐々木政子「絵とデータで読む太陽紫外線」独立行政法人 国立環境研究所 2006

● 佐々木政子 監修「太陽紫外線かるた」地球環境研究所　地球環境開発センター
　独立行政法人 国立環境研究所 2006

● 佐々木政子 監修「紫外線のこと知っていますか」（社）宮崎県薬剤師会 学校薬剤師部会 2004

● 市橋正光・佐々木政子 編「生物の光障害とその防御機構」共立出版社 2000

著　者

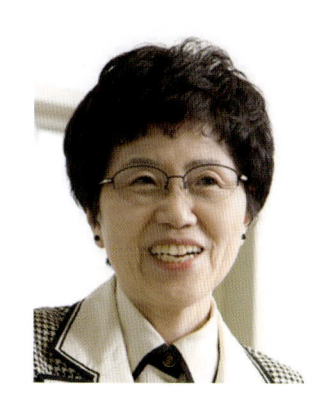

佐々木 政子

東海大学総合科学技術研究所　教授

専門分野　　生命と環境にかかわる光科学、光機能性材料化学、生体関連光化学、光環境科学・光計測学
主要所属学会　日本化学会、光生物学協会、照明学会、日本光医学・光生物学会、米国光生物学会、光化学協会
日本化学会 理事
日本光医学・光生物学会 理事
日本光生物学協会 委員
太陽紫外線防御研究委員会 理事
日本女性科学者の会 理事
日本皮膚科学会倫理委員会 委員
内閣府男女共同参画推進連携会議議員
日本照明委員会：第6部会（光化学・光生物学）副委員長
男女共同参画学協会連絡会 委員
Photochemical & Photobiological Sciences: Associate Editor (UK)
主な著書
『絵とデータで読む太陽紫外線』（独法 国立環境研究所 2006）（ISSN 1341-4356, CGER-M018-2006）付録「太陽と紫外線かるた」
『生物の光障害とその防御機構（光が拓く生命科学）第4巻』佐々木・市橋担当編集委員、日本光生物学協会編 （共立出版）(2000)
『光化学I（基礎化学コース）』 井上・高木・佐々木・朴 共著 （丸善）（1999）ほか

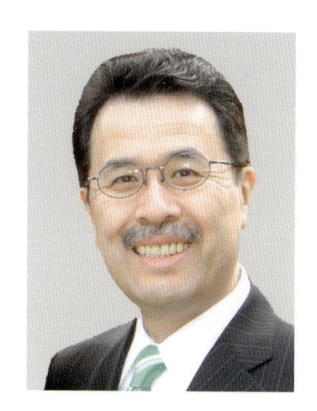

上出 良一

東京慈恵会医科大学附属第三病院皮膚科診療部長

専門分野　　光皮膚科学，アトピー性皮膚炎，皮膚悪性腫瘍，褥瘡
主要所属学会　日本皮膚科学会 代議員
　　　　　　　日本研究皮膚科学会 評議員
日本光医学・光生物学会 理事
太陽紫外線防御研究委員会 理事
日本皮膚外科学会　評議員
日本褥瘡学会　評議員
日本褥瘡学会雑誌編集委員，用語集検討委員会委員長
皮膚科心身医学研究会　世話人
Photomedicine Society (USA)
Photodermatology, Photoimmunology & Photomedicine: Co-editor

知って防ごう有害紫外線　太陽紫外線と上手につきあうために

発　行　日	2011年9月10日　第2刷発行
発　行　所	株式会社少年写真新聞社　〒102-8232　東京都千代田区九段南4-7-16 市ヶ谷KTビルI TEL 03-3264-2624　FAX 03-5276-7785 URL http://www.schoolpress.co.jp/
著　　　者	佐々木 政子　上出 良一
編集発行人	松本 恒
印　刷　所	図書印刷株式会社

Ⓒ Masako Sasaki, Ryoichi Kamide 2008 Printed in Japan
ISBN978-4-87981-259-9 C0037
NDC 493

本書の無断転載を禁じます。乱丁・落丁本はお取り替えいたします。定価はカバーに表示してあります。